AF452464

7749

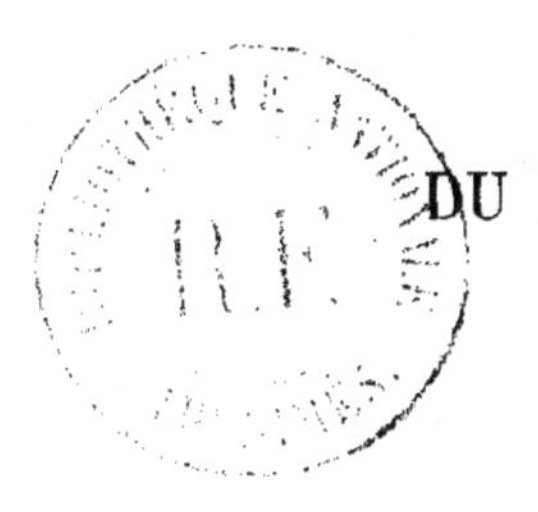

DU DIAGNOSTIC

DES

MALADIES DE LA MOELLE EPINIÈRE

Td 87

DU MÊME AUTEUR :

A Manual and atlas of médical ophthalmoscopy. With
sixteen coloured, autotype, and lithographic plates.
8vo. 1879, price 18 *s.*

Pseudo-Hypertrophic muscular paralysis ; a Clinical
Lecture. With illustrations, 8vo. 1880, price 3*s.* 6*d.*

Epilepsy and other Chronic Convulsive Diseases. Their
causes, symptoms and treatment. 8vo, 1881. Price
10*s.* 6*d.*

PUBLIÉS PAR MM. J. ET A. CHURCHILL.

———

DU TRADUCTEUR :

**Comparaison des effets de divers traitements dans
l'hystérie,** précédée d'une esquisse historique sur la
métallothérapie, Thèse inaugurale. — Paris, 1878.
Épuisé.

**Du traitement mécanique des maladies de la colonne
vertébrale,** par l'application des corsets plâtrés. —
Paris, O. Berthier, 1880. Épuisé.

DU DIAGNOSTIC

DES

MALADIES DE LA MOELLE ÉPINIÈRE

PAR

W. R. GOWERS, M. D., F. R. C. P.

Professeur adjoint de clinique médicale à « University College,
Médecin de « University College Hospital, » et de l'Hôpital national
pour les paralytiques et épileptiques, à Londres,

TRADUIT DE L'ANGLAIS

Par le Docteur OSCAR JENNINGS

Membre du Collège Royal des Chirurgiens de Londres,
et « Fellow » de la « Royal Medico-chirurgical Society. »

*Avec 14 planches dans le texte et une planche
de chromolithographie.*

PARIS

O. BERTHIER, ÉDITEUR,

104, BOULEVARD SAINT-GERMAIN, 104.

1882

DIAGNOSTIC

DES

MALADIES DE LA MOELLE ÉPINIÈRE

Messieurs,

« Il n'est pas de classe de maladies pour lesquelles une connaissance complète et exacte du diagnostic soit d'une importance aussi considérable que pour les maladies de la moelle épinière. La connaissance du siège et du caractère de ces affections, quelquefois facile, est d'autres fois des plus difficiles et cette science de diagnostic, superflue dans un cas, devient essientielle dans un autre. Je me propose donc, dans cette leçon et dans les suivantes, d'attirer votre attention sur les principes généraux du diagnostic de ces affections. Des recherches récentes nous ont donné bien des faits nouveaux et d'une importance pratique considérable ; faits peu familiers jusqu'à présent et dont la place n'est pas encore marquée dans nos livres classiques.

Il est une autre raison qui rendrait utile une récapitulation générale des éléments du diagnostic dans les maladies de la moelle épinière. Dans les

traités classiques on décrit les affections types ;
mais les relations mutuelles de toutes les parties
du système nerveux et leur état morbide sont très
compliquées. Les cas types sont rares, et ceux qui
s'éloignent de la description classique sont souvent
très embarrassants, et ne peuvent être bien compris
que par une conception exacte des principes généraux du diagnostic.

Les symptômes sont-ils dus à une maladie organique de la moelle ou seulement à un dérangement
fonctionnel ? Telle est la première question dans le
diagnostic des maladies de la moelle épinière. Mais
quoique ce soit la première question dans tous les
cas, la réponse dépend de la présence ou de l'absence des signes de désordre organique ; c'est un
point du diagnostic que nous ne pouvons pas
considérer avant d'avoir discuté le caractère et la
signification de ces signes. J'insisterai cependant,
tout d'abord, sur un point, et j'en fais une règle
d'importance capitale, à savoir, que la présence
d'une cause de dérangement fonctionnel ne
suffit pas, seule, pour le diagnostic. Il faut rechercher tous les signes de troubles organiques,
et les exclure, avant d'admettre comme évidente
la présence de causes de troubles fonctionnels.
Il est clair que, s'il existe des signes d'affection organique, l'existence de causes de troubles fonctionnels n'a aucune signification. On comprendra donc
combien il est nécessaire de connaître minutieuse-
ment tous les signes de maladie organique, même
les moins saillants et en apparence les moins importants. Les causes de dérangement fonctionnel
existent fréquemment en même temps qu'une affection organique. Des symptômes d'hystérie, par
exemple, se rencontrent souvent chez des sujets atteints d'affections organiques dans toutes les parties du système nerveux. Ceci reconnaît deux causes. De nombreuses affections organiques sont le
résultat d'une disposition névropathique hérédi-

taire, qui peut aussi occasionner l'hystérie. De plus, les lésions organiques intéressent souvent et dans une étendue considérable la nutrition du système nerveux par une « action à distance ». La nutrition et les fonctions lésées peuvent alors, et finissent souvent par conduire aux manifestations de l'hystérie. Dans des cas de tumeurs du cerveau, par exemple, on rencontre fréquemment des symptômes frappants d'hystérie. Les symptômes de l'hystérie seuls ne constituent donc qu'une évidence assez minime en faveur d'une affection purement fonctionnelle.

Il paraîtra peut-être superflu d'insister tant sur un point si saillant, mais j'ai vu très fréquemment (et c'est probablement l'expérience de beaucoup d'entre vous) des maladies admises pour de l'hysrie, là où on aurait trouvé, si on les avait cherchés, les signes les plus évidents d'une affection organique ; et cela, parce que le malade présentait entre autres signes des symptômes d'hystérie.

On peut en dire autant d'autres causes de dérangement fonctionnel, ainsi que de la simulation des maladies. Toutes les circonstances pouvant suggérer la simulation ne devraient avoir aucun poids, à moins que l'absence de troubles organiques soit clairement démontrée. La négligence de ce précepte a souvent conduit à de cruelles injustices, et, quand nous croyons que des symptômes sont simulés, il faut considérer avec une égale méfiance et notre diagnostic et notre malade et ne nous baser sur ce premier qu'autant que nous avons la certitude de son exactitude.

Si la présence d'une affection organique est évidente, il faut encore nous assurer de son siège et de sa nature, c'est-à-dire, faire le diagnostic anatomique et pathologique.

Il est important de considérer ces deux points à part dans notre esprit. Les confondre est, dans toutes les maladies du système nerveux, une source fertile d'erreurs de diagnostic. Il est vrai que certaines parties du système nerveux sont fréquemment le siège de certains processus morbides; mais c'est faire un diagnostic pathologique de faits d'ordre anatomique, que de conclure de prime abord, comme on le fait souvent, que, parce que telle ou telle région est malade, le processus morbide est de tel ou tel caractère; le diagnostic dans ce cas doit être très souvent erroné. Nous sommes obligés, il est vrai, de nous servir quelquefois de ce mode de raisonnement. En l'absence d'autre évidence ou comme confirmation d'autre évidence, il est admissible et utile; mais dans ces cas seulement et toujours avec la conscience de son caractère et de son incertitude.

Un exemple: deux malades, comme je l'ai vu plus d'une fois, présentent des symptômes identiques d'incoordination dans les mouvements des jambes — l'ataxie locomotrice, — ceci indique une affection d'une certaine région de la moelle épinière. Dans la plupart des cas le processus morbide dans cette région présente un certain caractère; mais dans d'autres, les symptômes étant les mêmes, la nature de l'affection est toute différente; si l'on déduisait des symptômes présents, le caractère du processus morbide dans ce dernier cas, cela nous conduirait non seulement à une erreur de diagnostic, mais encore à une erreur dans le pronostic et à un traitement préjudiciable.

Rappelons-nous donc que les symptômes présentés dans un cas à un moment donné ne nous indiquent que le siège de la maladie. Pour en apprendre la nature, il nous faut étudier le commencement et la marche de ces symptômes et toutes les conditions qui peuvent leur être associées.

Je présente cette règle d'une manière aussi absolue, parce qu'elle est d'une importance considérable et qu'elle est souvent négligée. Il y a cependant quelques exceptions, particulièrement les faits dans lesquels la douleur, les spasmes, et les eschares de la peau sont souvent (pas toujours) les signes d'une lésion irritative. Et même là, l'exception est plutôt apparente que réelle; car c'est l'acuité de ces symptômes, plutôt que leur seule existence qui a une signification pathologique.

Nous considérerons donc séparément, les éléments du diagnostic anatomique, les signes qui indiquent le siège de la maladie — « la localisation », comme on la nomme aujourd'hui — puis nous jetterons un coup d'œil sur les éléments du diagnostic pathologique; c'est-à-dire sur les symptômes qui indiquent la nature du processus morbide.

Mais nous ne pouvons apprendre la signification des symptômes qu'en établissant leur nature et leur origine — ce qu'ils sont et pourquoi ils sont. — Notre étude du diagnostic doit donc consister en grande partie dans ce qu'on peut appeler la pathologie symptomatique. Les symptômes d'une maladie sont des altérations de la fonction à l'état sain, et une grande partie de notre pathologie symptomatique ne sera littéralement parlant que de la physiologie pathologique (*physiologie pervertie*). Il faut, par conséquent, que nous ayons tout d'abord une conception exacte de la structure et de la fonction normale de la moelle épinière, conception qui puisse nous faire comprendre l'origine des symptômes de ses affections.

I.

ANATOMIE MÉDICALE DE LA MOELLE ÉPINIÈRE.

La position de la moëlle et l'origine des nerfs relativement au canal osseux dans lequel ils reposent
sont les premiers points importants que nous avons
à considérer. Il faut nous rappeler que la moelle
n'occupe pas, chez l'adulte, toute l'étendue du canal
rachidien. Elle finit au niveau de la première vertèbre lombaire ou dans l'intervalle entre la première et la deuxième vertèbre lombaire. Les différentes paires nerveuses (à l'exception des plus
hautes) ne prennent donc pas leur origine sur la
moellé en face des vertèbres d'où elles sortent
du canal, vertèbres d'où elles tirent leur nom;
elles prennent leur origine à un niveau plus
élevé. La différence entre leur niveau d'origine et
celui de sortie, légère dans la région cervicale,
augmente à mesure que l'on descend le long du
canal et les nerfs inférieurs formant la queue de
cheval parcourent une distance considérable depuis
la terminaison de la moelle jusqu'au point où ils
quittent le canal. Il est important de connaître l'origine des nerfs relativement à un point donné du
rachis, car la moelle souffre souvent secondairement dans les affections ou dans les blessures des
os. La relation est d'autant plus compliquée que
les apophyses épineuses (que seules nous pouvons
sentir sur le sujet, et qui, par conséquent, constituent notre seul guide de localisation) ne correspondent pas partout à leurs vertèbres. Comme ces
points sont importants pour le diagnostic et qu'on
ne les trouve suffisamment décrits dans aucun ou-

vrage anglais, j'ai pré-
paré un schéma (Fig. 1)
montrant les relations
moyennes des apo-
physes épineuses aux
corps des vertèbres, et
la relation des apo-
physes épineuses et des
corps vertébraux à l'ori-
gine des nerfs spinaux.
Les extrémités des apo-
physes épineuses cervi-
cales correspondent à
peu près aux bords in-
férieurs des mêmes
vertèbres. Chacune des
trois apophyses épineu-
ses dorsales supérieures
correspond à peu près
au bord supérieur du
corps de la vertèbre
suivante. A partir de
la quatrième jusqu'à la
huitième vertèbre dor-
sale, chaque apophyse
épineuse correspond au
milieu du corps de la
vertèbre suivante. La
neuvième, la dixième
et la onzième apophyse
épineuse sont moins
inclinées et leurs ex-
trémités correspondent
de nouveau au bord
supérieur de la vertè-
bre suivante. Les autres
apophyses épineuses
sont en face le corps
de leurs propres ver-
tèbres dorsales.

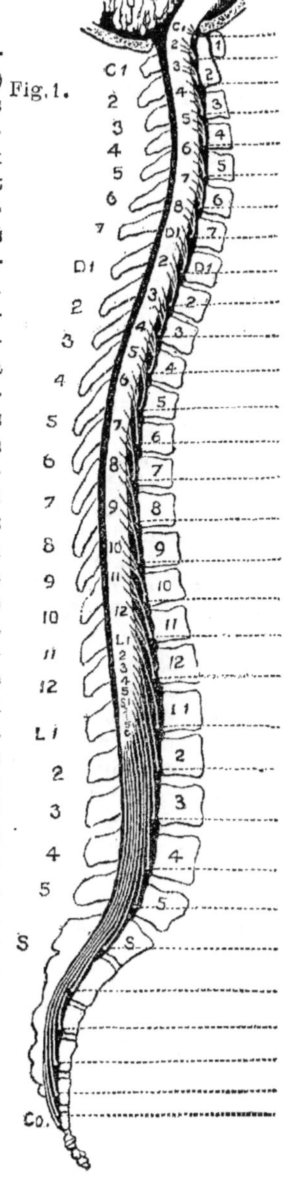

Quelle est la relation entre les apophyses épineuses et l'origine des nerfs (1)? Les trois premières apophyses épineuses font face aux origines des troisièmes, quatrièmes et cinquièmes nerfs cervicaux. La sixième et la septième paire prennent leur origine dans les intervalles entre la quatrième et la cinquième apophyse cervicale d'une part, et la cinquième et la sixième de l'autre. La sixième apophyse épineuse cervicale correspond à l'origine de la huitième paire cervicale, et la septième apophyse cervicale à la première paire dorsale. Les quatre premières apophyses épineuses dorsales varient. La première correspond à l'intervalle entre la seconde et la troisième paire ou à l'origine de la troisième paire. La seconde est entre la troisième et la quatrième paire, ou en face de la quatrième paire. La troisième est en face la cinquième, ou dans l'intervalle entre la cinquième et la sixième paire. La quatrième est en face la partie inférieure de l'origine de la sixième paire, ou même au-dessous. La cinquième apophyse épineuse correspond toujours à l'origine de la septième paire ; la sixième apophyse à celle de la huitième paire ; la septième apophyse à celle de la neuvième paire ; la huitième à la partie supérieure de la dixième paire ; la neuvième à la onzième paire, et la dixième à la douzième paire.

La première paire lombaire dérive d'en face la onzième apophyse épineuse dorsale ; la seconde de l'intervalle entre la onzième et la douzième apophyse épineuse ; la troisième et la quatrième en face la douzième apophyse ; la cinquième paire dorsale et la première paire sacrée de l'intervalle

---

(1) Les seules observations que nous trouvions à ce sujet sont celles de Nuhn et de Jadelot. Les faits établis dans notre texte sont en partie le résultat d'un examen fait pour nous sur le cadavre par M. V. Horsley, prosecteur à « University College. »

entre la douzième apophyse épineuse dorsale et la
première apophyse épineuse lombaire. Les autres
nerfs sacrés prennent leur origine presque en face
la première apophyse épineuse lombaire.

Je n'ai pas besoin de décrire en détail les relations
des origines des nerfs aux corps des vertèbres. On
pourra les déduire des faits que j'ai établis ou les
établir soi-même en suivant la figure.

Ainsi le renflement cervical de la moelle, qui se
termine à l'origine de la première paire dorsale,
correspond à peu près aux corps et aux apophyses
épineuses des vertèbres cervicales, tandis que le
renflement lombaire, qui commence à la douzième
paire de nerfs dorsaux, correspond aux corps des
onzième et douzième vertèbres dorsales, et de la première vertèbre lombaire, et aux trois dernières apophyses épineuses dorsales et à la première lombaire.

Considérons maintenant brièvement la structure
générale de la moelle, telle qu'elle nous apparaît dans
une coupe horizontale comme le montre la figure 2.
Cette coupe est divisée en deux moitiés par le sillon
antérieur (a f) et le sillon postérieur (p f), ce dernier est plutôt un septum qu'un sillon. La position de chaque sillon se trouve marquée par une
dépression dans la surface. On trouve encore deux
autres dépressions, l'une au point où la racine postérieure des nerfs entre dans la moelle (p r) ; l'autre (en s) entre cette dernière et le sillon postérieur.
Les deux « sillons » ne se rencontrent pas ; ils
sont séparés par la commissure qui joint ensemble
les deux moitiés de la moelle. La matière grise se
trouve environnée, dans chaque moitié de la moelle,
par la substance blanche et se trouve divisée en
deux portions ou « cornes ».

La forme et la grandeur de la corne antérieure
(a c) varient beaucoup dans les différentes parties
de la moelle ; cette corne étant beaucoup plus
grande dans les renflements cervicaux et lombaires

que dans la région dorsale. Elle n'arrive pas à la surface, les racines antérieures des nerfs passant irrégulièrement à travers la colonne antérieure. La corne postérieure (p c.) est beaucoup plus petite et vient presque à la surface à la dépression (p r.) où les racines postérieures des nerfs pénètrent dans la moelle. Elle est beaucoup plus grande dans le renflement lombaire que dans les régions cervicale et dorsale. La substance blanche est composée de fibres nerveuses verticales; et comme celles-ci finissent à des niveaux différents, la substance blanche diminue de haut en bas. On comprendra, d'après les coupes faites dans les différentes parties de la moelle et que nous présentons dans la figure 3, la quantité relative de substance grise et de substance blanche, et la variation de taille et de forme des cornes grises dans les différentes régions de la moelle. Les cornes postérieures, arrivant à la surface, séparent du reste la substance blanche qui se trouve entre elles. Ainsi se trouvent constituées les colonnes postérieures. Chaque colonne postérieure se trouve donc située entre le septum postérieur moyen et la corne postérieure. Les racines postérieures des nerfs n'entrent pas toutes immédiate-

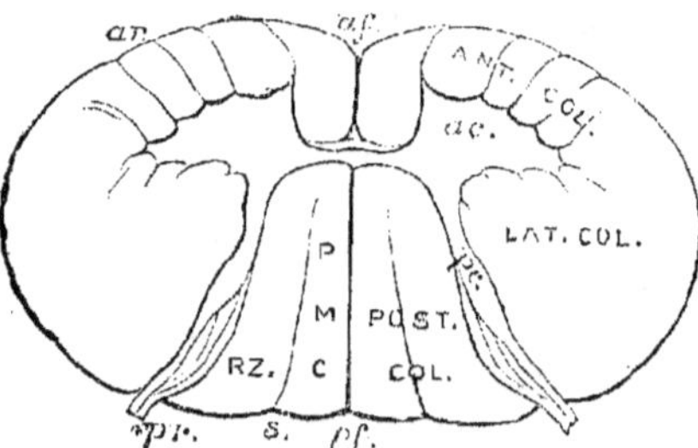

Fig. 2. — Coupe de la moelle épinière dans la région cervicale. — La signification des lettres se retrouve dans le texte.

ment dans la substance grise ; quelques-unes d'entre elles passent à travers la partie extérieure de la colonne postérieure, partie que nous nommerons la colonne postéro-externe, ou bien, avec Charcot, « la zone radiculaire postérieure », (R Z.., fig. 2). Un septum de tissu conjontif en sépare la partie de la colonne postérieure adjacente à la fissure postérieure médiane, cette partie ainsi séparée se nomme « la colonne postérieure médiane. » Nous verrons qu'il est très important en pathologie de distinguer l'une de l'autre ces deux portions de la colonne postérieure. Mais il faut remarquer que les fibres des racines postérieures traversent seulement la partie externe de la colonne postéro-externe, et que ces fibres pénètrent plus loin dans la colonne à la région lombaire qu'à la région cervicale (comparer C 6 et L 5 dans la fig. 3).

La portion de substance blanche qui se trouve en avant et en dehors de la matière grise, à partir du sillon antérieur médian jusqu'à la corne postérieure, est indivisée dans sa structure et s'appelle la colonne antero-latérale. On l'a partagée artificiellement en une colonne antérieure, en avant et du côté interne de la corne antérieure, et en une colonne latérale en dehors de la matière grise. Mais la pathologie indique une division plus importante que celle-ci, et l'étude du développement de la moelle confirme les données de la pathologie. Si certaines parties du cerveau (intéressées dans les mouvements volontaires) sont détruites, certaines fibres dégénèrent dans toute la longueur de la moelle, et cette dégénérescence nous indique les fibres qui sont en connexion directe avec la région motrice du cerveau. On reconnaît ainsi deux tractus, l'un dans la partie postérieure de la colonne latérale, du côté opposé à la lésion cérébrale ; l'autre du même côté, dans la colonne antérieure, tout près de la fissure médiane. (Voir la planche, fig. 1, a et b). On les nomme les « tractus pyrami-

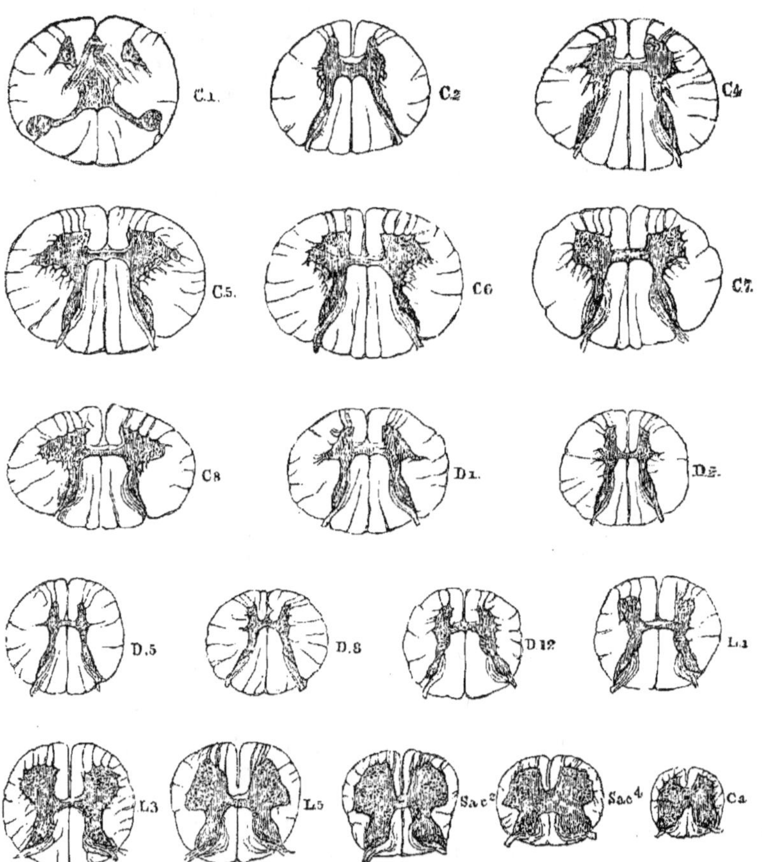

Fig. 3. — Coupes de la moëlle épinière à différents niveaux.
Les lettres et les numéros indiquent les nerfs spinaux auxquels correspondent les sections. Chaque figure est de deux fois la grandeur naturelle. (*De l'anatomie de Quain*, 8e édition).

daux » parce que la connexion de ces tractus avec le cerveau se fait au moyen des pyramides antérieures du bulbe. On les voit aux hachures transversales de chaque côté dans la figure 4. Les parties adjacentes au sillon médian antérieur sont les « tractus pyramidaux directs » : celles situées dans les colonnes latérales sont les « tractus pyramidaux croisés »

Le tractus pyramidal croisé contient les fibres motrices qui se sont croisées dans le bulbe ; le trac-

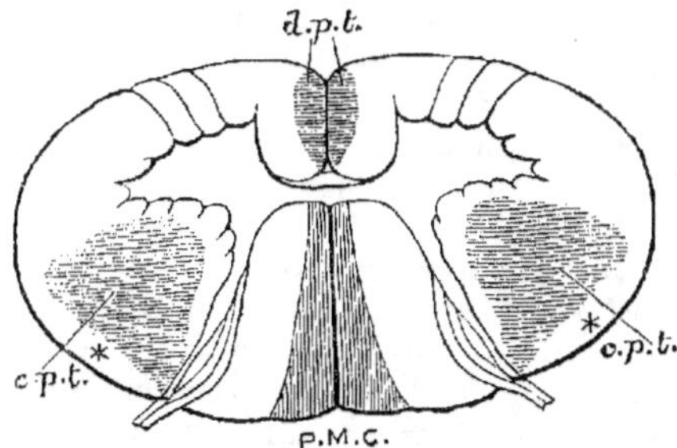

Fig. 4.— Champs de dégénérescence secondaire.
P.M.C., colonnes postero-médianes, une de chaque côté du septum postérieur médian; d. p. t., tractus pyramidaux directs, un de chaque côté de la scissure médiane antérieure; c. p. t., tractus pyramidaux croisés dans la partie postérieure de chaque colonne latérale, et séparés de la surface de la moelle par (*) le tractus cérébelleux direct de Flechsig. Ces champs de dégénérescence ascendante ont des hachures verticales : les champs de dégénérescence descendante ont des hachures transverses.

tus direct celles qui ne se sont pas croisées dans cet endroit. La grosseur relative de ces tractus varie selon les individus; plus il y a de fibres qui se sont croisées dans le bulbe, plus le tractus direct est petit, et *vice versa*. Le tractus direct peut même être absent si toutes les fibres ont passé au-dessus (Flechsig).

Quant au tractus pyramidal croisé, on remarquera qu'ils est situé derrière le niveau de la corne

antérieure, qu'il ne s'étend pas ordinairement jusqu'à la corne postérieure, quoique cela arrive
quelquefois en arrière, et qu'il n'arrive jamais
jusqu'à la surface de la moelle se trouvant limité
par une zone (* fig. 4) dans laquelle il n'y a pas de
dégénérescence descendante. Selon Flechsig, les
fibres de cette zone descendraient du cervelet.

Le tractus pyramidal direct s'appelle aussi la
colonne de Türck; la colonne postéro-médiane s'appelle la colonne de Goll, et la zone des racines
(colonne postéro-externe) s'appelle la colonne de
Burdach. J'ai évité de me servir de ces noms. Ce
système de nomenclature présente des inconvé-
nients; il augmente les difficultés de l'étudiant, et
conduit à de fréquentes erreurs dans les écrits
scientifiques. Il y a très peu d'observations en mé-
decine à propos desquelles on ne puisse pas dire
qu'elles auraient été faites par un autre que l'observateur actuel ; c'est souvent un accident qu'elles
soient faites par certaines personnes. La nomenclature scientifique devrait être elle-même scientifique
et non pas reposer sur le hasard. Quel que soit notre
désir d'honorer les personnalités, nous n'avons pas
le droit de le faire aux dépens de la facilité de tra-
vail de toutes les générations futures d'étudiants.

Nous trouvons encore une preuve que les fibres
dans les parties postérieures des colonnes latérales
descendent d'en haut, dans le fait que, si la moelle
est détruite à un niveau quelconque, ces fibres
dégénèrent de chaque côté au-dessous de la lésion,
tout comme cela arrive d'un côté après une lésion
cérébrale. On voit une dégénérescence bilatérale
semblable dans la fig. 5, C, cc, la lésion primitive
se trouve indiquée en A. On voit aussi une dégénérescence bilatérale de ces tractus dans la
planche, fig. 2, bb. On appelle ordinairement cette
lésion, quoique le terme soit assez peu heureux,
« sclérose » et la dégénérescence de ce champ est
appelée « sclérose latérale » — « sclérose latérale

descendante » quand elle est le résultat d'une lésion
située plus haut.

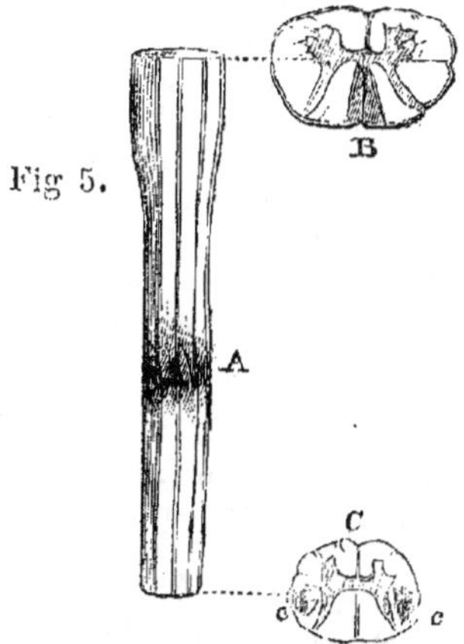

Fig 5.

J'ai dit que les fibres des colonnes blanches se ter-
minent à des niveaux différents et qu'ainsi les colonnes blanches deviennent graduellement plus petites. Les portions des colonnes blanches qui constituent les tractus pyramidaux suivent la même règle,
et, par conséquent, la dégénérescence descendante
se fait dans un champ plus petit à mesure que nous
avançons dans la moelle, et dans la partie la plus inférieure du renflement lombaire, ce champ devient
très petit. Les fibres des tractus pyramidaux directs
disparaissent dans la région dorsale ; elles passent
probablement dans la substance grise et se croisent.

La dégénérescence descendante du cerveau, dans
la région dorsale inférieure et dans la région lombaire se manifeste donc dans la colonne latérale
opposée. Par conséquent aussi, si la moelle est
comprimée, la dégénérescence descendante n'apparaît dans les tractus pyramidaux directs que quand
la compression a lieu dans la partie supérieure.

Un processus semblable de « dégénérescence

secondaire » confirme la division distinctive de la
colonne postérieure, telle que nous l'avons vue
suggérée par l'anatomie. Les colonnes postérieures
ne présentent aucun changement au-dessous du
niveau auquel la moelle est complètement détruite,
quoique les colonnes latérales dégénèrent. Au-dessus du point détruit, cependant (comme en B. fig. 5,
les fibres nerveuses disparaissent des colonnes
antéro-médianes et sont remplacées par du tissu
fibreux (1); tandis que les colonnes latérales et la
zone radiculaire des colonnes postérieures ne présentent pas de changements.

Cette dégénérescence ascendante se voit aussi dans
la planche, fig. 3, c. Ces dégénérescences secondaires
sont les seules que l'on décrit ordinairement. Mais
j'ai trouvé récemment, dans une moelle épinière
dont l'extrémité inférieure avait été comprimée, à la
partie antérieure des colonnes latérales, en avant
des tractus pyramidaux, un champ symétrique de
dégénérescence ascendante légère. (Planche fig. 3, e.)
Je parlerai dans un instant de la significatio qu'on
peut y attacher.

La substance grise est composée de cellules nerveuses et d'un réseau de fibres; quelques-unes
des cellules de la corne antérieure sont très grandes
et possèdent plusieurs prolongements. On les appelle cellules nerveuses « ganglionnaires » ou cellules
nerveuses « motrices », parce qu'elles communiquent
avec quelques-unes, au moins, des fibres nerveuses
antérieures, motrices.

(1) Cette assertion, quoique courante, n'est pas strictement
exacte. A quelque distance au-dessus de la lésion, la dégénérescence ascendante s'arrête aux colonnes postéro-médianes; mais immédiatement au-dessus de la compression, la
dégénérescence s'étend au dehors à la portion postérieure de
la colonne postéro-externe, non pas cependant dans la partie
de la colonne où passent les racines postérieures. Il est donc
probable que les fibres qui s'étendent en haut dans la colonne
postéro-médiane, y entrent par la colonne postéro-externe.

II

PHYSIOLOGIE DE LA MOELLE ÉPINIÈRE PAR RAPPORT
AUX SYMPTOMES DES MALADIES QU'ELLE PRÉSENTE.

Nous pouvons maintenant considérer les fonctions
principales de la moelle et les effets de leurs lésions.
Dans les fonctions spinales, nous devons distinguer
deux grands systèmes d'action — celui par lequel
la moelle transmet et celui par lequel elle
contrôle, c'est-à-dire, ses fonctions comme organe
conducteur et comme centre nerveux, réflexe et
automatique.

Courant moteur. — C'est dans les colonnes blanches antéro-latérales, peut-être seulement dans les
tractus pyramidaux, que se trouve l'impulsion
motrice, et c'est surtout dans le côté de la moelle
correspondant au membre que l'on fait mouvoir,
le croisement n'ayant lieu généralement que dans
le bulbe. La voie motrice quitte la moelle par les
racines motrices antérieures, mais elle ne pénètre
pas dans ces racines directement, elle passe dans
la substance grise et probablement à travers les
cellules nerveuses motrices avec lesquelles les
racines antérieures sont en rapport.

La faculté motrice volontaire peut être enrayée
par une lésion dans une partie quelconque de ce
trajet — colonne latérale de la moelle, substance
grise, ou racines nerveuses antérieures. Si la lésion
se trouve d'un côté de la corde, la perte du pouvoir
sera du même côté et en proportion au nombre de
fibres pyramidales qui se seront croisées dans le

bulbe; nous avons vu que ce dernier point n'est pas toujours le même.

Courant sensoriel. — Toutes les impressions sensorielles — douleur, toucher, température — arrivent à la moelle par les racines postérieures, passant dans la corne postérieure, en partie directement, en partie à travers les zones radiculaires des colonnes postérieures, et traversent immédiatement à l'autre côté de la moelle. Il y [a lieu de croire que les trajets de ces différentes impressions sensorielles dans la moelle ne sont pas les mêmes. On croit généralement que la sensation de douleur fait ascension dans la substance grise centrale ; celle du toucher et peut-être aussi celle de la température, montent, selon quelques autorités, dans la colonne postérieure. Mais, d'après Woroschiloff, dont les expériences récentes, faites avec soin, et en apparence conclusives, sont confirmées par Ott, il paraîtrait que, chez les animaux inférieurs, les sensations que l'on peut reconnaître sont conduites à la région dorsale dans les colonnes latérales. On n'a encore enregistré aucun fait qui pourrait indiquer qu'il en est ainsi chez l'homme. Mais si une sensation est en partie conduite dans les colonnes latérales, ce n'est certainement pas dans cette portion des colonnes occupées par les *tractus* pyramidaux, car il peut ne pas y avoir de perte quand ces derniers sont complètement dégénérés; c'est probablement en avant.

Telle est la situation dans laquelle j'ai trouvé la dégénérescence ascendante dans un cas de compression de la moelle où les sensations étaient considérablement lésées (V. plus haut, et la planche fig. 3, e.). Ce fait est, jusqu'à présent, isolé, mais si nous considérons les expériences faites sur les animaux, je crois qu'il indique que probablement quelque sensation est conduite à travers cette région chez l'homme. Quelle est-elle ? et d'où vient-elle? Est-ce de la peau ou des organes plus profonds? Nous ne savons.

Nous connaissons encore trop peu le trajet des sensations pour que nous déduisions beaucoup des formes que prennent leurs affections dans les maladies de la moelle épinière. Une chose, cependant, semble claire, le trajet sensoriel est moins précis que le trajet moteur. Une très petite portion de la moelle non détruite conduit la sensation, mais elle est alors retardée, au moins dans ses formes intenses. Ainsi chaque forme de sensation peut être troublée par les lésions des racines postérieures, soit en dehors de la moelle ou dans les zones radiculaires à travers lesquelles elles passent, ou encore par la lésion des tractus conducteurs de la moelle à un niveau supérieur; et puisque les trajets se croisent dans la moelle, si la lésion est unilatérale, la sensation sera intéressée du côté du corps opposé à la lésion (la motilité étant intéressée du même côté). Une autre raison qui ferait croire que les trajets ne sont pas les mêmes, c'est que les sensations de douleur, de toucher, de température sont souvent troublées à des degrés différents. C'est un changement des plus communs de perdre la sensation de la douleur et de conserver celle du toucher (analgésie). Dans cette dernière condition, le malade s'aperçoit facilement de la plus légère approche du doigt, mais on peut lui enfoncer une aiguille à travers la peau sans qu'il accuse autre chose que la sensation du toucher. Dans d'autres cas, la sensation du toucher peut être perdue, le malade n'a alors conservé que la sensation de la douleur (anesthésie). Dans d'autres cas encore, les deux sensations sont troublées. Pour se rendre compte de la lésion, il faut donc examiner soigneusement la sensibilité aux différents stimulants, voir comment le malade reçoit les impressions (car une sensation non perdue, peut être pervertie), voir si ces impressions sont localisées exactement et si elles sont retardées.

Les sensations de la douleur et de la température ne sont jamais aussi rapides que celles du toucher; et c'est dans ces dernières que le retard principal a lieu.

Les fonctions des fibres ascendantes des colonnes postéro-médianes sont encore inconnues. Leur dégénérescence ne semble point être accompagnée de troubles sensoriels.

Actions réflexes. — La fonction importante de la moelle qui vient ensuite est son action comme centre réflexe. Nous pouvons considérer le système réflexe de la moelle comme formé d'une série d'arcs nerveux dont chaque racine posté-

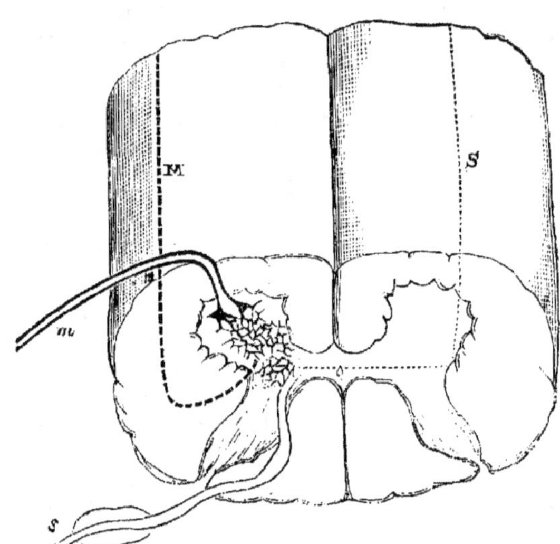

Fig. 6. — Schéma d'un cordon réflexe.
M, trajet moteur conducteur; *m*, racines nerveuses motrices antérieures; S, trajet conducteur sensoriel; *s*, racines nerveuses postérieures sensorielles.

rieure, sensorielle, est en rapport avec une certaine autre racine antérieure, motrice, par l'in-
termédiaire de la substance grise. (fig. 6). Ceci
résulte en partie des grandes cellules nerveuses
motrices et en partie d'un lacis de filaments nerveux très fins, et de très petites cellules nerveuses.
La connexion des racines, à travers la substance
grise semble se faire par ce lacis aux fiches très
nombreuses et entrelacées comme les filaments
d'une éponge.

Mais dans ces voies la résistance n'est pas la
même, de sorte qu'une excitation légère peut passer
à une certaine racine antérieure par le chemin le plus
proche, tandis qu'une excitation plus forte peut se
diffuser et affecter de nombreuses racines nerveuses.
Par exemple, si nous touchons légèrement la plante
du pied nous pouvons n'avoir qu'un mouvement des
orteils ; si nous touchons plus fort, la jambe entière
remuera. Une diffusion étendue semblable peut avoir
lieu dans l'état pathologique de la moelle. Ces cordons réflexes sont aussi en rapport avec les trajets
conducteurs allant au cerveau et en revenant. Une
impulsion motrice descendant dans la moelle dans
la colonne blanche (M), quitte la moelle par les
racines antérieures, qui forment partie du cordon
réflexe, et entre probablement dans les racines
antérieures par les cellules nerveuses motrices,
que l'on peut considérer comme faisant partie du
centre réflexe. De même manière, l'impulsion
sensorielle entre dans la moelle par les racines
nerveuses postérieures (s), qui font aussi partie
de l'arc réflexe, puis, quittant cet arc, monte du
côté opposé de la moelle jusqu'au cerveau.

C'est ainsi que la même impression périphérique
excite une sensation consciente et une action réflexe;
et d'un autre côté nous pouvons, si nous voulons,
exécuter volontairement un mouvement de la
jambe semblable à l'acte réflexe. De plus, nous
pouvons exercer un certain contrôle volontaire

sur l'action réflexe et empêcher le mouvement de la jambe.

La valeur des actions réflexes pour le diagnostic, est que, par leur persistance, elles prouvent qu'il n'y a pas de lésion considérable dans les cordons réflexes qui les produisent. Les renseignements qu'elles nous apportent sont donc très importants au diagnostic.

Leur absence ou leur développement excessif sont, dans certaines circonstances, également importants. Il est nécessaire, par conséquent, de les étudier plus en détail.

Il faut distinguer deux formes d'action réflexe : la forme superficielle et la forme profonde. La première est celle que l'on provoque par la stimulation de la peau, le toucher, une égratignure, une piqûre, etc. Par une légère stimulation la contraction a lieu au point ou près du point excité. On peut souvent obtenir des actions réflexes semblables dans la moelle épinière normale, à partir de l'extrémité inférieure de la moelle jusqu'à la partie inférieure du renflement cervical. Dans quelques cas, ils ont une importance considérable au point de vue du diagnostic. En commençant en bas nous avons le réflexe bien connu de la plante des pieds (réflexe plantaire), qui dépend de la partie inférieure du renflement lombaire quand le mouvement qui en résulte est limité aux muscles du pied (V. la table qui accompagne la fig. 14). Puis, l'irritation de la peau des fesses provoque chez quelques individus la contraction des muscles fessiers — nous pouvous l'appeler le réflexe fessier. — Il dépend, je crois, de la moelle, au niveau des quatrièmes ou cinquièmes nerfs lombaires. Ensuite vient le réflexe du crémaster, bien connu aussi, qui soulève le testicule quand on irrite la peau de la partie interne de la cuisse. Ce réflexe prend son origine au niveau de la première et de la deuxième apires lombaires. On peut souvent le provoquer par

l'excitation d'une partie quelconque du devant et
du coté interne de la cuisse. (1) Le réflexe abdominal vient ensuite, une contraction dans les muscles
abdominaux quand on frappe la peau de l'abdomen
a partir du bord des côtés en descendant. Ce réflexe
se produit dans la moelle des huitièmes aux dou-
zièmes nerfs dorsaux.

En continuant la stimulation du coté de la poi-
trine, dans le sixième, cinquième, et quelquefois
quatrième espaces intercostaux, elle affecte l'épigastre du côté stimulé. Ceci dépend, je crois, d'une
contraction dans les fibres les plus élevées du
muscle droit abdominal ; cette contraction est
extrêmement régulière dans sa production. Nous
pouvons la nommer le réflexe épigastrique ; ce
réflexe dépend de la moelle épinière au niveau des
quatrièmes, sixièmes ou septièmes nerfs dorsaux.
Il n'y a pas de réflexe situé plus haut en avant du
tronc. Si nous passons au dos, nous trouvons que,
chez quelques malades, à partir de l'angle de
l'omoplate jusqu'à la crête iliaque, la stimulation
de la peau le long du bord des muscles érecteurs
du rachis provoque une contraction localisée dans
ces muscles. Ces réflexes dorsaux et lombaires,
comme on peut les nommer, n'ont qu'une valeur
secondaire, car ils sont moins actifs ou moins com-
modes à apprécier que les réflexes abdominaux et
épigastriques que l'on provoque dans la meme région de la moelle. Mais dans la région inter-scapu-
laire l'irritation de la peau nous donne un réflexe
notable ; la contraction dans quelques-uns des muscles de l'omoplate, se montre surtout, quand elle est
légère, dans le pli axillaire postérieur (grand rond) ;
quand elle est plus forte, elle intéresse presque tous
les muscles insérés sur l'omoplate — le trapèze, le

(1) Ce réflexe a été soigneusement étudié par Jastrowitz
et récemment par Weir Mitchell. (« Am. journal Med. Sci. »
Oct. 1879.)

grand rond, le grand dorsal — elle déplace même
l'os un peu en dehors. Nous l'appelons, par conséquent le réflexe de l'omoplate, et il se produit dans
la moelle au niveau des deux ou trois nerfs cervicaux supérieurs et à celui des deux ou trois nerfs
cervicaux inférieurs.

Ainsi dans ces réflexes — plantaire, fessier, du
crémaster, abdominal, épigastrique et de l'omoplate
— nous avons les moyens d'arriver à de certaines
connaissances sur la condition de presque chaque
pouce de la moelle épinière, depuis le renflement
cervical jusqu'en bas. La présence de ces réflexes
est une preuve que le trajet à travers la moelle
n'est pas gravement interrompu, mais nous ne pouvons pas déduire *uniquement* de leur absence que ce
trajet est lésé. L'excitabilité réflexe de la moelle
varie beaucoup chez différents individus; elle est
toujours plus grande dans les premières périodes
de la vie et est souvent diminuée chez les vieillards.

Quelques-uns de ces réflexes peuvent ainsi être
absents, sans maladie, surtout les réflexes fessiers
et lombaires et quelquefois le réflexe crémaster;
le réflexe abdominal est aussi diminué par le relâchement ou la distension des parois abdominales.
Il est encore un fait digne de remarque, c'est que
la lésion d'un hémisphère cérébral diminue ou
abolit les réflexes superficiels dans le côté opposé
du corps (le côté paralysé). Ce fait a été étudié par
Rosenbach en ce qui concerne le réflexe abdominal
et par Jastrowitz en ce qui concerne le réflexe du
crémaster. C'est un fait très difficile à expliquer,
parce que les réflexes sont augmentés si la lésion
qui diminue le pouvoir volontaire n'est pas localisée dans le cerveau, et se trouve dans la partie
supérieure de la moelle. Il n'y a, je crois, qu'une
explication possible. Dans la grenouille les réflexes
superficiels sont contrôlés par un centre situé
dans les couches optiques, et sont diminués ou au
moins retardés si ce centre se trouve stimulé.

Il est probable, comme nous venons de le faire
observer, qu'il existe aussi chez les animaux supérieurs un centre qui a le pouvoir de contrôler ces
actions réflexes et que chez l'homme il se trouve
situé, soit dans les tubercules quadrijumeaux, soit
dans les couches optiques. Si nous admettons que
ce centre modérateur est lui-même sous l'influence des centres moteurs les plus élevés — ce qui
est assez probable — tous les phénomènes
deviennent intelligibles. Les centres moteurs
contiennent normalement le centre modérateur : si
les centres moteurs (ou les fibres conduisant des
centres moteurs au centre modérateur) sont lésés,
ce centre n'est plus contenu et retient alors les réflexes superficiels du côté paralysé. Mais une lésion
dans la moelle interrompt, non seulement le trajet
volontaire, mais encore celui par lequel le centre
modérateur influence les réflexes superficiels,
et ces derniers sont ainsi accrus dans les parties
paralysées. L'effet d'une lésion cérébrale n'empêche
pas sérieusement l'usage de ces réflexes comme
indication de lésions spinales, et il nous offre l'indication additionnelle importante de l'existence d'une
lésion organique du cerveau. Je vous montrerai
quelques exemples de l'utilité de ces réflexes dans le
diagnostic des maladies de la moelle.

Considérons maintenant les réflexes profonds. Ils
ont, eux aussi, une grande importance physiologique
et pathologique. Les impressions afférentes qui les
provoquent ont leurs origines dans les tissus plus
profonds que la peau — dans les tendons, dans les
muscles et peut-être aussi dans les jointures. Ce
groupe comprend ceux qu'on a dénommés « réflexes
tendineux », terme peu propre comme désignation
générale, parce que, comme nous le verrons, la
relation avec les tendons de quelques-uns de ces réflexes qui ont été nommés ainsi est très douteuse ;
et on peut dire qu'aucun d'eux n'a exclusivement
de rapport avec les tendons.

Nous devons la plus grande partie de nos connaissances de ces phénomènes à deux médecins allemands distingués, Erb et Westphal. L'attention fut d'abord attirée sur ce point dans notre pays par le docteur Grainger Stewart, puis par le docteur Buzzard. Les raisons sur lesquelles je base mes opinions sur leur nature, sont exposées dans un article que j'ai publié dans le dernier volume des « Medico-chirurgical transactions » (1879).

Le mieux connu de ces réflexes est celui qu'on a appelé le « réflexe du tendon rotulien » ou le « phénomène du genou » ou le « réflexe du genou ». Ce dernier terme, je crois, doit être préféré. Si, le genou étant fléchi de manière que la jambe puisse se mouvoir librement, le triceps crural se trouvant légèrement étendu, on frappe le tendon rotulien, le triceps se contracte et projette la jambe en avant. La position la plus commode pour obtenir ce

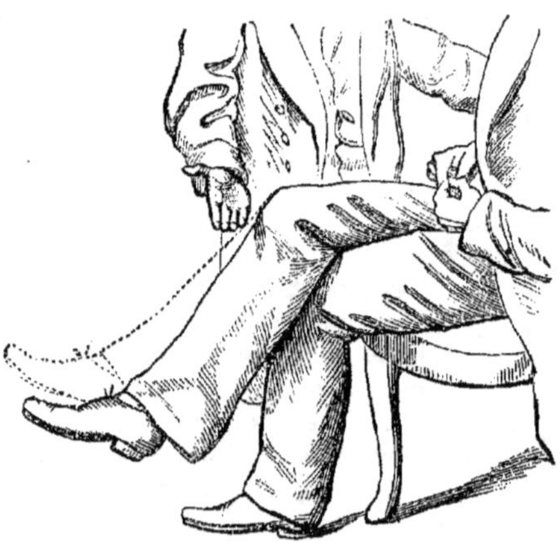

phénomène est de faire fléchir le genou que l'on veut essayer, presque à angle droit. Il ne doit pas tomber verticalement, car le balancement occasionné

par le coup peut être confondu avec le mouvement
réflexe. La jambe doit pouvoir se mouvoir librement, autrement un mouvement réflexe léger peut
ne pas être perçu. On fait ordinairement croiser
la jambe à opérer sur l'autre, le genou de la jambe
inférieure formant avec l'autre un angle droit (fig. 7).

Mais si la jambe que l'on observe est forte, sa
tension dans cette position peut être trop considérable pour permettre aucun mouvement. Dans ce
cas la meilleure posture pour l'observateur est de
placer son bras au-dessous de la cuisse du malade,
juste au-dessous du genou (fig. 8).

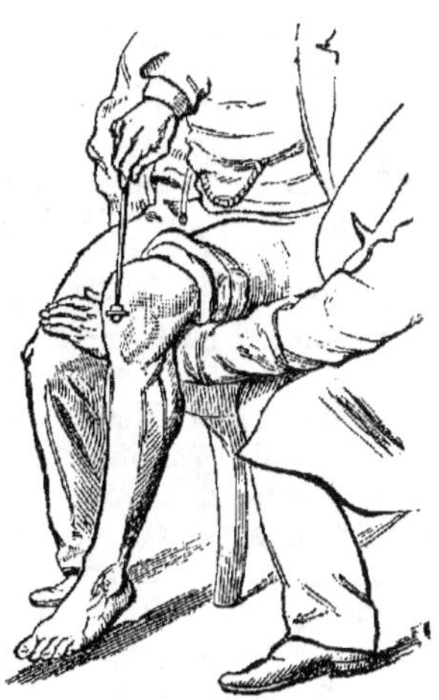

J'ai vu, il n'y a pas longtemps, un homme assez
fort, bien connu de beaucoup de membres de notre
profession, qui s'inquiétait parce qu'un ami phy-
siologiste n'avait pu produire ce réflexe sur lui.
Ses jambes étaient si fortes que, dans la position
que l'on prend ordinairement, aucun mouvement
ne se produisait quand on frappait le tendon rotu-

lien. Mais quand la cuisse reposait sur le bras de
l'observateur, comme je viens de l'indiquer, la percussion du tendon donnait à l'instant un réflexe, à
la grande satisfaction de notre examiné, dont les
craintes d'ataxie locomotrice s'évanouissaient ainsi.
Quant aux enfants on peut les faire asseoir sur le
rebord d'une chaise, mais dans cette position les
jambes tombent verticalement, et il faut alors distinguer avec soin le balancement naturel de l'action réflexe. Le côté de la main étendue est un
instrument commode pour donner le coup (fig. 7).
On peut de temps en temps se servir d'un petit marteau percuteur (fig. 8.) comme Erb, à l'é-
tranger, et Buzzard, en Angleterre, l'ont indiqué.
Cependant, je n'ai jamais pu réussir à obtenir le
réflexe avec le marteau, quand la main ne donnait
pas de résultat, excepté dans les cas où l'espace
entre la rotule et le tibia se trouvait trop petit pour
permettre à la main de frapper l'endroit conve-
nable.

On peut ordinairement l'obtenir aussi facilement
à travers un ou deux vêtements comme sur la peau.
Si cependant sa présence offre des doutes, il faut
alors mettre la peau à nu. Dans bien des cas on peut
obtenir le réflexe par un coup appliqué de haut en
bas sur la rotule, sur le tendon du triceps crural au-
dessus de la rotule ou sur la substance même du muscle presque aussi facilement et aussi marqué que par
un coup sur le tendon rotulien. Dans des cas où il
existait avec un excès pathologique je l'ai même provoqué facilement par un coup sur le tibia (1) Quand
le tendon rotulien est frappé, l'impulsion afférente
part probablement du tendon, mais ces faits montrent que, dans quelques cas, elle peut partir loin du
tendon. C'est pourquoi je crois que le terme de « réflexe du genou » est une désignation plus appro-
priée que « réflexe du tendon rotulien. »

(1) Le même fait a été observé par le docteur Byrom Brom-
well (Medical times and Gazette, vol. II, 1879.)

C'est, probablement, une action réflexe vraie ; toutefois elle dépend de l'intégrité des arcs nerveux au niveau des seconds et troisièmes nerfs lombaires. Elle est facilement troublée par une lésion d'une partie quelconque de ces arcs — (1) lésion des racines nerveuses postérieures, en dehors de la moelle, ou dans la colonne postérieure (ce réflexe est alors généralement, quoique pas toujours, perdu pour l'ataxie locomotrice). Elle est troublée (2) par une lésion de la substance grise ou (3) des racines antérieures ou (4) des troncs des nerfs mixtes.

Elle est quelquefois, comme je l'ai constaté, absente dans les conditions normales ; peut-être chez une personne sur cent (Berger). Elle est exagérée dans quelques formes de maladie de la moelle, particulièrement dans celles dans lesquelles la dégénérescence descendante occupe les colonnes latérales. Ainsi dans l'hémiplégie, elle est exagérée du côté affaibli, par conséquent elle est modifiée d'une manière opposée aux réflexes superficiels qui, comme nous l'avons vu, diminuent dans l'hémiplégie. Elle est exagérée des deux côtés quand il y a lésion sur un point élevé de la moelle causant une dégénérescence descendante.

Un autre phénomène important et appartenant à ce groupe se passe dans la cheville, son importance et sa signification sont très considérables. On l'a appelé le « réflexe du tendon d'Achille. » Mais il est extrêmement douteux, je crois, que ce réflexe, tel qu'on l'observe ordinairement, ait quoi que ce soit à faire avec le tendon d'Achille. On l'étudie le plus facilement dans des cas où il existe avec excès — la même classe de cas qui présente un excès du réflexe du genou. Dans beaucoup de ces cas, si les muscles du mollet qui étendent la cheville sont soudainement étendus en pressant la main contre la plante du pied, il se produit une vive contraction qui cesse à l'instant, mais si on continue la pression, cette contraction reparaît et se renouvelle aussi longtemps que la pression est maintenue, produisant une série de contractions

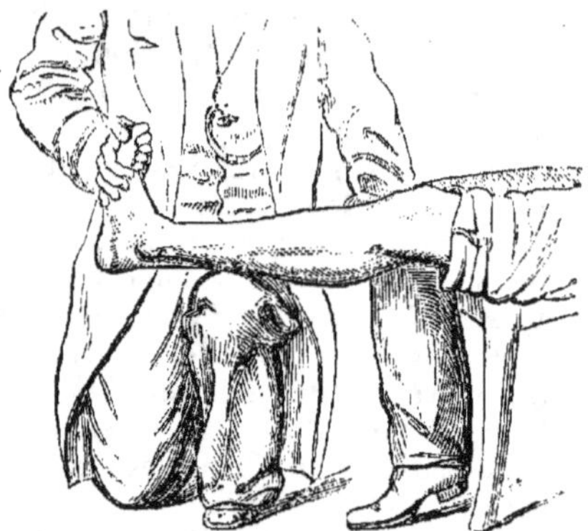

Fig. 9.

spasmodiques cloniques — c'est le « clonus de la cheville. » On peut souvent l'obtenir le plus facilement quand le genou n'est pas complètement étendu. Le mouvement est très uniforme, donnant de cinq à sept contractions par seconde. En attachant une pointe écrivante au pied et en lui faisant tracer une ligne sur un cylindre tournant recouvert d'un papier noirci, j'ai obtenu des tracés semblables à celui que je vous montre (Fig. 10), tracés qui sont

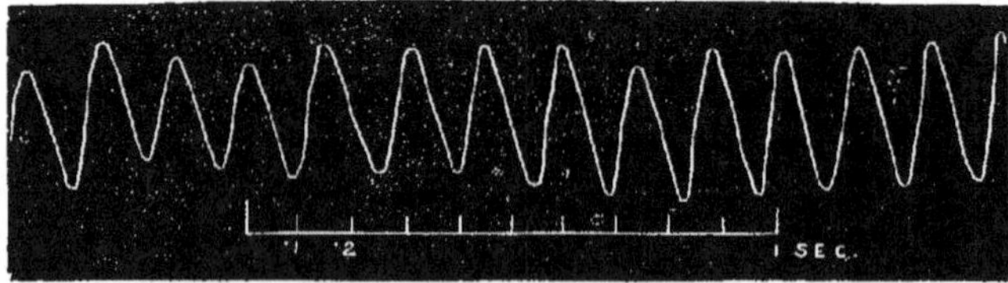

Fig. 10.

presque aussi réguliers que ceux qu'on obtiendrait
avec un diapason. Comment ces contractions se pro-
duisent-elles? est une question à discuter. Elles sont
évidemment produites par la tension soudaine, dont
les effets continus provoquent à chaque relâchement
une nouvelle contraction. Si on applique la tension
très doucement, il ne se produit pas de contraction,
mais si, alors l'on frappe le tendon d'Achille, le muscle se contracte immédiatement. Ce fait conduisit
Erb à soutenir que la tension soudaine excite une
contraction en stimulant les nerfs du tendon et que
chaque contraction est réflexe. Mais, pendant la
tension passive, un coup sur le mollet lui-même
produit une contraction semblable; j'ai trouvé un
résultat pareil en frappant les muscles de la partie
antérieure de la jambe, (le jambier antérieur) et
l'on ne peut pas concevoir que le coup donné en
avant et en arrière stimule le tendon. J'ai trouvé
de plus que le temps qui s'écoule entre ces trois
coups et la contraction qui en résulte (03, ou 04,
de seconde) est trop court pour la production
du plus petit réflexe (selon les données physiologiques acceptées).

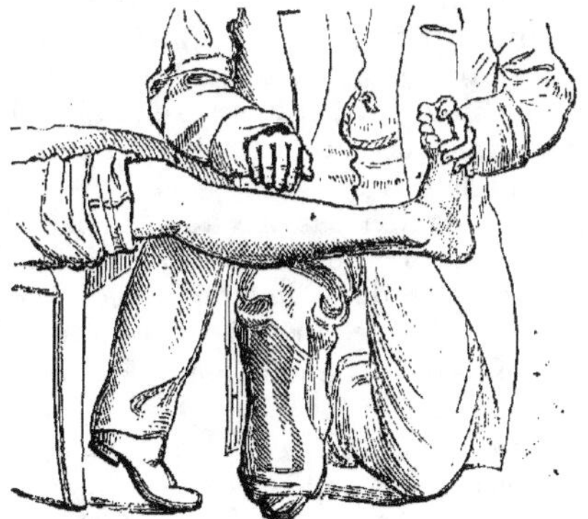

Fig. 11.

Il semble donc probable que chaque contraction est produite par la stimulation locale de la fibre musculaire, la flexion passive excitant cette dernière par la tension soudaine ; le coup sur le tendon d'Achille augmente encore cette tension ou envoie une vibration à travers la fibre ; le coup sur le muscle et sur la partie antérieure de la jambe envoie une légère vibration à travers le muscle, (on peut reconnaître cette vibration par l'application de la main sur le mollet), et dans un état d'irritabilité extrême cette vibration provoque une contraction. Il faut cependant expliquer aussi cette extrême irritabilité. Elle est, il est clair, le résultat de la tension passive placée sur le muscle, c'est peut-être un phénomène réflexe vrai, l'impulsion afférente vient de la tension sur les fibres musculaires. On admet donc que la tension passive peut produire deux effets ; — (1) Elle cause, par action réflexe, une irritabilité excessive aux stimulants locaux — état dans lequel la contraction se produit avec une facilité extrême. Si la tension est graduelle et douce, l'effet produit est plutôt cet état de tendance à la contraction que la contraction elle-même. (2) Si la tension est soudaine, elle excite non seulement une irritabilité réflexe, mais encore une contraction locale. Quand cette contraction a cessé, la tension continue sur les fibres relâchées, développe une autre contraction et ainsi de suite dans le clonus récurrent. (1).

Le fait que la flexion passive du pied cause une sensation de douleur déterminée dans le muscle, et pas de sensation dans le tendon (fait que l'on peut facilement vérifier sur soi-même) fournit une évidence de plus que l'impulsion afférente prend

(1) Il est intéressant de noter à ce propos que les physiologistes ont établi qu'une résistance modérée ou « poids » augmente les contractions qui résultent d'une certaine irritation du nerf. (V. « Foster's Physiology, » 3ᵐᵉ édition, p. 81.)

son origine dans le muscle et non dans le tendon, comme on l'a cru.

On arrive à la même conclusion par le fait qu'un coup frappé latéralement sur le tendon cause une contraction, tandis que si l'autre côté du tendon est maintenu de manière que ce dernier reste immobile sous le coup et que le muscle ne soit pas affecté, il ne se produit pas de contraction. S'il était enfin prouvé que les petits intervalles, qui séparent le coup de la contraction, fussent suffisants pour un pareil processus réflexe, chaque contraction pourrait être réflexe ; mais il sera toujours vrai que l'impulsion qui la provoque vient du muscle, et que le terme « réflexe du tendon » est inexact et erroné. C'est essentiellement un phénomène réflexe musculaire et pas un réflexe de tendon.

J'attirerai particulièrement votre attention sur la « contraction du coup en avant, » la contraction qui a lieu quand (pendant la flexion passive de la cheville) on frappe les muscles antérieurs de la jambe. (Fig. 11.) On peut l'obtenir quand le spasme clonique ne se produit pas, et elle constitue alors une preuve facile et délicate d'irritabilité morbide.

Un clonus semblable à celui que nous venons de décrire peut quelquefois s'obtenir dans les muscles péroniers (clonus latéral de la cheville) et aussi dans les muscles plantaires du gros orteil — dans les deux cas par la tension passive. Tous ont à peu près la même durée, environ six ou huit par seconde.

Ces phénomènes ne sont pas entièrement pathologiques. A l'état de santé la contraction par le coup en avant peut, quoique très rarement, s'obtenir quelquefois. Le clonus de la cheville *ne peut jamais s'obtenir à l'état de santé par une tension passive soudaine.* Quand il est produit ainsi, il est absolument pathologique; il est alors de la plus haute importance car il indique certainement des changements de structure dans la moelle épinière. Son importance, pour le diagnostic est telle qu'on ne saurait l'exagérer. Dans bien des cas où il est produit, la sensibilité et la nutrition des membres inférieurs ne sont point atteintes et la faiblesse des jambes peut facilement être considérée comme « fonctionnelle, » ou chez une femme, comme « phénomène d'hystérie. » J'ai vu bien des cas semblables que l'on prenait pour de l'hystérie, dans lesquels le simple toucher sur la plante du pied produisait le clonus de la cheville — preuve absolue de l'existence de troubles organiques (1).

Mais quoique, produits ainsi, ces phénomènes soient pathologiques, nous pouvons obtenir des actions réflexes de même ordre, d'une autre manière, à l'état de santé. Si une contraction rythmique peut être produite volontairement, et qu'une tension modérée soit maintenue dans les jumeaux en restant assis sur le rebord d'une chaise avec la partie antérieure de la plante du pied appuyée à terre, les contractions se continueront involontairement, donnant un clonus normal qui a précisément la même durée, environ six par seconde, que le clonus morbide (fig. 12) C'est évidemment le même phénomène,

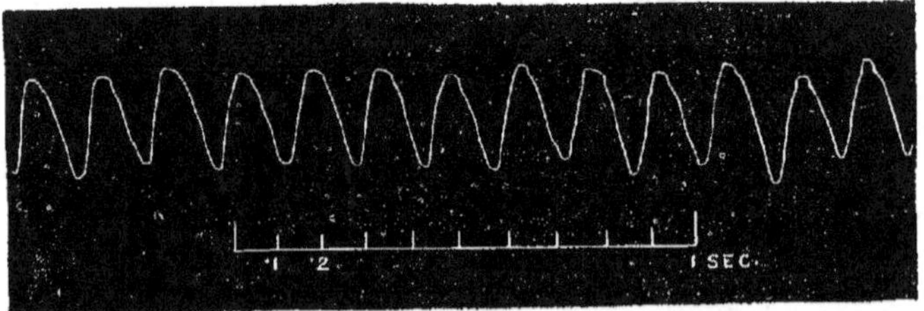

Fig. 12.

(1) La seule exception apparente à cette règle est le fait que l'on peut rarement l'obtenir dans certains cas d'affections chroniques rhumatismales des jointures. Mais dans tous les cas semblables que j'ai vus, il y avait d'autres preuves que l'affection des jointures était accompagné de changements dans la moelle épinière

avec cette seule différence qu'il ne peut pas être provoqué à l'état de santé par une tension passive. Pour que *cette dernière* agisse, il faut une irritabilité réflexe morbide, telle qu'on la trouve seulement à l'état pathologique.

Dans l'ataxie, quand le réflexe du genou n'existe plus, ce clonus normal de la cheville ne peut pas s'obtenir fréquemment; c'est-à-dire le mouvement volontaire ne continue pas involontairement comme à l'état de santé. Dans les états morbides où les réflexes profonds sont en excès, la posture que je viens de décrire provoque le clonus très facilement; les jambes sautillantes des paraplégiques telles qu'on les voit dans la station assise doivent vous être familières. De même quand le malade essaye de marcher, la tension des muscles du mollet produit le même effet, et il est violemment projeté par le spasme.

Je pense donc que ces phénomènes dépendent du fait que la tension passive dans les muscles développe, par un mécanisme réflexe, un état d'irritabilité locale. Ce dernier peut être un état de contraction tonique légère dans lequel une simple contraction peut être excitée localement avec grande facilité. Il est probable qu'il forme part d'un système général de relations réflexes musculaires de la plus haute importance dans l'action associée des muscles entre la tension et la contraction, et que la raison, qui fait que, dans certains muscles, comme dans ceux du mollet, on observe ces phénomène plus facilement, est parce que chez ceux-ci, dans la marche, la tension succède à la contraction à chaque pas, et qu'ainsi la relation réflexe entre les deux atteint un haut degré de développement. Je n'ai jamais vu le clonus de la cheville chez un enfant qui n'avait pas encore marché (2).

(1) Le docteur Byrom-Bramwell a cependant obtenu le clonus de la cheville chez un enfant qui n'avait jamais marché.

Les soi-disants « réflexes des tendons » qui se passent dans les bras ne présentent que peu d'importance pour le diagnostic de la moelle épinière. Avant d'en avoir fini avec les phénomènes réflexes de la moelle, qu'il me soit permis de vous montrer par un exemple comment ils changent dans les maladies du cerveau, et l'importance que présente quelquefois leurs altérations. Comme je vous l'ai déjà dit, les réflexes superficiels, surtout ceux du corps, sont diminués, et les réflexes profonds augmentés s'il s'est produit à un degré quelconque de la dégénérescence descendante de la moelle. Dans ces circonstances on peut obtenir le clonus de la cheville et les contractions avec le coup frappé en avant. En étudiant ces réflexes, il n'y a pas longtemps, j'examinais un homme que l'on croyait atteint d'épilepsie idiopathique. Il ne se plaignait pas de faiblesse. Cependant les réflexes épigastrique et crémastérique étaient absents du côté droit, et le réflexe abdominal léger, quoique tous bien marqués du côté gauche. A la jambe droite le réflexe du genou était excessif et le clonus de la cheville, de même que la contraction par le coup en avant s'obtenaient facilement, tandis qu'on ne pouvait pas les provoquer à gauche. Cette altération offre les présomptions les plus fortes pour faire soupçonner une affection organique du cerveau, et sa découverte nous conduisit à un examen minutieux de la force des membres droits. On trouva un affaiblissement léger, mais distinct, du bras droit et de la jambe droite — affaiblissement qui s'est augmenté depuis, et qui est maintenant suivi du développement d'une névrite optique.

Il existe certainement dans ce cas une affection du cerveau, probablement une tumeur. Cette connaissance aurait pu nous échapper et nous aurait

Il est vrai, malgré cela, je pense, que le clonus est beaucoup plus rare chez de tels malades que chez des adultes dans des conditions pathologiques semblables.

échappé très probablement pendant quelque temps encore, si les indications données par ces réflexes nous avaient fait défaut (1).

Coordination du mouvement. — La fonction de la moelle épinière que nous mentionnerons ensuite est celle qui influe sur la coordination des mouvements musculaires. Cette fonction dépend principalement des colonnes postérieures, et est perdue dans les affections de ces organes, comme dans l'ataxie locomotrice.

Ce n'est pas, cependant, la totalité des colonnes postérieures qui sont en relation avec cette fonction, mais, comme M. le professeur PIERRET l'a démontré, seulement la partie que nous avons appelée la colonne postéro-externe ou zone radiculaire ; la partie à travers laquelle passent les fibres des racines postérieures. L'ataxie la plus complète peut résulter d'une affection limitée à cet endroit.

(Planche, fig. 5). Il n'est pas probable que les mouvements soient, strictement parlant, coordonnés dans la moelle : Le siège probable de cette fonction se trouve dans les ganglions de la base du cerveau. L'affection des colonnes postérieures peut amoindrir l'influence des centres coordinateurs sur les muscles ou centres inférieurs. Mais nous avons vu que, au moyen des actions réflexes musculaires profondes, les contractions musculaires deviennent

(1) Chez ce malade l'hémiplégie droite et la névrite optique augmentèrent et enfin l'hémiplégie gauche s'établit par degrés. Après la mort on trouva une tumeur dans chaque hémisphère du cerveau. Celle du côté gauche, la plus grande, avait la taille d'un œuf de poule ; elle était située au-dessus du ventricule latéral, au-dessous de l'extrémité supérieure de la circonvolution frontale ascendante, et s'était étendue à travers le ventricule latéral jusqu'à la surface de la couche optique. Elle avait évidemment interrompu les communications entre les circonvolutions motrices supérieures, le tractus moteur et la couche optique.

associées ; la tension influe sur la contraction ; et
ainsi il se fait un groupement réflexe d'actions
musculaires qui joue, sans doute, un rôle important, non seulement dans l'arrangement positif des
contractions, mais encore en délimitant, en mou-
lant, pour ainsi dire, les centres spinaux par l'établissement de lignes moins résistantes à travers
leur substance, et facilitant ainsi la coordination
volontaire.

Il y a, je crois, un autre mécanisme par lequel
la lésion de l'action réflexe peut léser la coordination.
Pour la production d'un mouvement quelconque, il
faut qu'il y ait non seulement contraction de certains muscles, mais encore une relaxation propor-
tionnelle de leurs opponents. J'ai récemment montré (1) que cette relaxation est probablement due
à une action réflexe et ceci nous est encore sug-
géré par le fait indiqué depuis longtemps par
Duchenne, que la rigidité ultime de l'hémiplégie
peut ordinairement être diminuée facilement par la
faradisation des opponents aux muscles rigides.
S'il en est ainsi, nous entrevoyons une série très
complète d'actions myo-réflexes, par lesquelles des
relations s'établissent entre la tension, la contraction et la relaxation, relations qui jouent, sans
aucun doute, un rôle important dans la coordination
musculaire. Elles dépendent toutes des processus
réflexes profonds qui, dans l'ataxie locomotrice, sont
presque toujours lésés (si nous en jugeons par le
réflexe du genou qui disparaît ordinairement et de
bonne heure).

La question s'élève donc, de savoir si la perte de
ces réflexes ne suffit pas seule pour expliquer l'incoordination dans la sclérose postérieure, sans in-
voquer la lésion des fibres coordinatrices spéciales, dont on suppose la course verticale dans les

(1) « Les mouvements des paupières. » — « *Méd. chir.
Trans.* » 1879.

colonnes postéro-externes. Mais il y a des cas dans lesquels l'ataxie existe sans la perte du réflexe du genou, et avec la conservation aussi du clonus de la cheville, c'est-à-dire, quelques-uns, au moins, des réflexes profonds sont développés à l'excès. Ces cas dont j'ai décrit plusieurs (1) sont très difficiles à faire accorder avec la théorie que l'ataxie dépend seulement de la lésion des réflexes profonds. Mais on peut remarquer que, dans ces cas, l'incoordination n'est jamais tout à fait comme dans l'ataxie type, il y a plus d'hésitation que d'incoordination. Il est possible que les réflexes profonds soient lésés autre part que dans la région où sont développés le réflexe du genou et le clonus de la cheville.

Cependant, je n'insisterai que sur un point : nous ne connaissons rien de la coordination des mouvements dans la moelle épinière de l'homme, si ce n'est comme résultat des actions réflexes profondes , (2) et s'il y a plus dans l'ataxie locomotrice (sclérose postérieure) que cette perte, cela est dû, d'une manière ou d'une autre, à un trouble dans la coordination cérébrale. Naturellement, si la sensibilité superficielle est perdue par lésions étendues des racines postérieures, cette perte augmentera considérablement l'ataxie par la perte d'une indication importante donnée par le cerveau à la direction des mouvements. Mais puisque l'ataxie peut exister sans perte de sensibilité superficielle, cette perte n'est donc évidemment pas l'élément dominant dans la condition du malade.

Dans la coordination du mouvement qui dépend

(1) « *Méd. chir* *Trans.* » 1879, p. 280.
(2) **Les** mouvements de pectitation observés par **Woros-** chiloff dans les jambes de derrière d'un lapin, après la section de la moelle, et considérés par lui comme coordonés dans le renflement lombaire, n'étant probablement qu'une série consécutive d'actions myo-réflexes, analogue au clonus lent du genou tel que je l'ai décrit, (« *Méd. chir. Trans,* » 1879, p. 289.)

de la moelle épinière, nous augmentons de beaucoup les manifestations du mal en diminuant la
base de sustentation ; plus cette dernière est réduite,
plus l'accord entre les actions musculaires doit être
parfait pour maintenir l'équilibre. L'ataxique a
donc du mal à se tenir debout, les orteils et les talons rapprochés ; et si ses pieds sont découverts,
l'irrégularité dans les contractions musculaires se
fait voir par la trépidation des tendons. On augmente encore l'embarras du malade en lui faisant
fermer les yeux, le privant ainsi du guide visuel.
Il a été dit que cette épreuve n'est effectuée que
quand la sensibilité est lésée dans les jambes, c'est-
à-dire quand les impressions sensorielles provenant
des jambes sont insuffisantes comme guide cérébral. Ceci, cependant, n'est pas exact. On peut
l'observer quand la sensation est parfaite. Le main-
tien de l'équilibre est en partie une action réflexe
profonde, et si cette fonction est tant soit peu lésée,
on comprend qu'elle devienne insuffisante quoiqu'elle soit aidée par la fonction visuelle.

Il est important de savoir que l'incoordination
dans les jambes peut ne pas être répartie également.
Chez quelques malades elle est marquée dans les
muscles de la hanche et des genoux, les jambes
sont élevées trop haut, et retombent trop brusque-
ment. Chez d'autres, ce caractère fait défaut ; l'incoordination affecte surtout les muscles du pied,
et cause de l'hésitation dans la marche et une action irrégulière des muscles des pieds dans la
station debout, ou dans le mouvement des pieds ;
irrégularité très facile à observer quand ils sont
découverts.

Fonctions de contrôle. — Considérons maintenant
les fonctions de contrôle de la moelle ; et d'abord
l'influence qu'elle exerce sur la nutrition. La nutrition des membres, etc., est d'une manière considérable sous l'influence de la moelle ; celle des

muscles et probablement aussi des os et des jointures par les racines antérieures ; celle de la peau, probablement par les racines postérieures.

Nutrition musculaire. — L'influence de la nutrition des muscles est la plus importante à connaître pour le diagnostic. Le trajet de cette influence est dans les fibres motrices, dans les racines antérieures et dans les nerfs. Les altérations, dans la nutrition des muscles, qui ne sont pas dues à des influences locales, dépendent de changements dans la nutrition des fibres nerveuses motrices. Mais la plupart des fibres motrices, toutes peut-être, sont des prolongements des cellules nerveuses motrices, elles peuvent être considérées comme faisant partie de ces cellules et participant à tous changements qui peuvent survenir dans leur nutrition. Les fibres nerveuses peuvent être excitées par l'électricité et les altérations dans leur nutrition sont accompagnées par des modifications dans leur excitabilité. Par l'électricité nous pouvons nous assurer de leur état nutritif, et apprendre ainsi la condition des cellules nerveuses dans la moelle, pourvu toutefois qu'il n'y ait pas d'affection séparant de l'influence des cellules la partie de la fibre que l'on veut essayer. C'est dans ce cas que peut servir l'électricité dans les diagnostics des maladies de la moelle épinière.

A l'état normal, si vous appliquez soit le courant faradique, soit le courant voltaïque à un nerf moteur, il se produit, comme vous savez sans doute, une contraction dans les muscles ; contraction continue si c'est le courant faradique qu'on applique, mais qui ne se produit que quand le courant commence ou quand il cesse, si c'est le courant voltaïque dont on se sert. Selon que la nutrition de la fibre nerveuse est lésée, son excitabilité est abaissée; un courant plus fort devient nécessaire pour les exciter et produire une contraction dans les muscles qu'ils fournissent. Quand la nutrition est très lésée, c'est-à-dire quand les fibres sont « dégénérées », on ne peut plus obtenir de contractions, même avec les courants les plus forts.

Les changements dans l'excitabilité des muscles sont moins simples parce qu'il y a en eux deux structures irritables, les terminaisons nerveuses et les fibres musculaires elles-mêmes.

Les fibres nerveuses sont plus sensibles à la faradisation, et dans des circonstances normales c'est par l'intermédiare de ces terminaisons nerveuses motrices que se fait la stimulation faradique d'un muscle.

Nous trouvons donc que son excitabilité correspond au degré de celle du nerf moteur qui le fournit. Les fibres musculaires elles-mêmes sont, à l'état normal, moins sensibles à la faradisation que le nerf, apparemment parce qu'elles sont incapables de répondre facilement à un stimulus de si peu de durée que le sont les chocs qui constituent le courant faradique. La preuve de ceci consiste dans ce fait que sous l'influence du *curare*, qui, selon l'opinion acceptée, détruit l'excitabilité des terminaisons nerveuses motrices, le muscle a besoin d'un courant faradique plus fort pour le stimuler qu'à l'état normal. Mais dans ces conditions, le courant voltaïque interrompu lentement, stimule le muscle aussi facilement qu'à l'état normal, une contraction se produisant quand le circuit est ouvert ou fermé, et avec une lenteur plus marquée que dans celle qui se produit quand les fibres nerveuses sont intactes. Ces contractions sont donc presque certainement dues à la stimulation du protaplasme des fibres musculaires elles-mêmes. Le fait que, dans des conditions normales, la contraction causée par le courant voltaïque est aussi rapide que celle causée par le choc faradique, nous autorise à croire que, à l'état de santé, le courant voltaïque aussi bien que le courant faradique font contracter les muscles principalement en excitant les terminaisons des nerfs moteurs. Quand le nerf moteur est dégénéré, et ne répond plus à la stimulation voltaïque ou faradique, le muscle perd aussi le pouvoir de répondre à la stimulation du nerf. Il semble que la dégénérescence du nerf soit accompagnée par des modifications dans la nutrition de la fibre musculaire, en conséquence desquelles toute réponse à la faradisation, possible à l'état normal, devient impossible dans ces conditions. Mais la réponse au courant voltaïque demeure et se produit bientôt plus facilement qu'à l'état de santé, probablement à la suite de quelque changement dans la nutrition développant ce que les anciens pathologistes appelaient avec assez d'exactitude, de la « faiblesse irritative ». De plus on peut ordinairement observer un changement dans la facilité de réponse à certain mode de stimulation voltaïque, on le nomme changement qualitatif. A l'état de santé la première contraction qui se produit en augmentant graduellement la force du courant, est au pôle négatif quand le circuit est fermé, et un courant plus fort est nécessaire avant que la contraction se produise au pôle positif. Mais dans l'état morbide que nous étudions, la contraction se produit aussi facilement et peut-être plus facilement au pôle positif qu'au pôle négatif. Cet état, perte de l'irritation faradique, augmentation et souvent changement dans la qualité de l'irritation voltaïque, s'appelle la « réaction dégénératrice »; parce qu'elle se produit quand les fibres nerveuses sont dégénérées ; et s nous mettons *ces dernières* à l'épreuve, nous ne trouverons de réponse à aucun stimulus, soit voltaïque, soit faradique.

Cette condition se produit quand les nerfs sont séparés de leurs cellules nerveuses motrices, et si cette séparation n'existe pas il faut supposer une dégénérescence actuelle dans ces cellules nerveuses. Cet état se reconnaît bien dans la myélite aiguë des cornes antérieures (tel que dans la paralysie infantile). Mais la nutrition des cellules nerveuses et des fibres subit souvent des modifications d'un caractère beaucoup plus chronique. Dans cette condition, l'irritabilité des fibres diminue lentement et graduellement. L'irritabilité des terminaisons nerveuses intra-musculaire diminue aussi dans la même proportion que celle du nerf lui-même; il y a alors diminution et à la faradisation et au voltaïsme. La nutrition de la fibre musculaire est lésée, lentement, par degrès ; et quand les fibres nerveuses sont très affectées les fibres musculaires le sont aussi. Il n'y a pas de moment où l'irritabilité de la fibre nerveuse soit perdue et celle de la fibre musculaire conservée ; nous ne trouvons par conséquent pas cette condition d'irritabilité voltaïque augmentée qui caractérise la réaction de dégénérescence que nous venons de décrire.

L'irritabilité est également changée pour les deux formes du stimulus. Cette forme de changement se voit dans bien des affections spinales chroniques, et particulièrement quand les cellules nerveuses souffrent, non pas comme conséquence d'affections primitives chez elles, mais comme le résultat de dégénérescence ou d'irritation venant de plus haut jusqu'à elles. On le voit, par exemple, dans l'amaigrissement qui survient quelquefois dans des membres hémiplégiques. Entre ces deux formes, on trouve des états intermédiaires, surtout dans les cas d'affection subaiguë des cornes antérieures (1). Dans ceux-ci l'irritabilité (fara-

(1) On a cru que ces différents changements dans l'irritabilité indiquaient l'existence et la variété d'affections de centres séparés pour la nutrition des nerfs et des muscles, à part les cellules nerveuses motrices, quoique agissant par elles. Si nous nous rappelons que les nerfs et les muscles

dique) des fibres nerveuses peut être perdue à un plus haut degré que l'irritabilité (voltaïque) des fibres musculaires.

Fréquemment l'irritabilité diminuée de la dégénérescence dans le nerf est précédée par une légère augmentation de cette irritabilité, très pasagère quand la dégénérescence est aiguë, plus prolongée quand la dégénérescence est de cette variété plus lente dont nous venons de parler. On peut trouver ainsi dans le premier amaigrissement de l'hémiplégie, une augmentation d'irritabilité, qui diminue petit à petit. Dans quelques états morbides cependant, où le changement de nutrition dans les cellules et les fibres est extrêmement léger, on peut ne découvrir que de l'augmentation. J'ai trouvé une augmentation semblable, par exemple, dans des affections considérées comme fonctionnelles, telles que la paralysie agitante et la chorée, et c'est une preuve intéressante des changements moléculaires qui accompagnent ou qui résultent de maladies fonctionnelles. Il n'est pas rare que l'on rencontre, dans des cas de dégénérescence chronique, une forme de réaction à la faradisation qui n'a pas, autant que je sache, été décrite. Si les interruptions à ce courant sont très rapides, une contraction se produit quand le courant commence et quand il s'arrête, beaucoup plus forte que celle qui persiste pendant que le courant passe. Ceci ressemble assez à ce qu'on obtient avec le courant voltaïque. Si les interruptions sont moins rapides la contraction est continue. Même à l'état de santé, la rapidité de l'interruption diminue le degré de la contraction ; et dans cette condition, les changements de la dégénérescence ren-

contiennent des fibres qui souffrent à des degrés différents, les phénomènes connus jusqu'à présent peuvent s'expliquer, je crois, par les principes plus simples énoncés dans ce texte, sans l'intervention de ces nerfs spéciaux.

dent le nerf encore moins sensible à un courant
rapidement interrompu (ou, en d'autres termes,
à des chocs se succédant rapidements les uns
aux autres). Le premier et le dernier choc
stimulent le nerf plus que ceux qui interviennent.
L'indication est qu'il y a dégénérescence chronique.

En se servant de l'électricité comme moyen de
diagnostic, l'un des électrodes, au moins devrait
être petit, afin de pouvoir concentrer le courant
sur un seul muscle. Il faut prendre grand soin de
placer ces électrodes sur des points correspondants
de chaque côtés. Il est bon de pouvoir interrompre
le courant à la batterie, afin que le passage du
courant ne soit pas obscurci par l'effet mécanique
de l'application de l'électrode. Dans la batterie faradique de Stöhrer, ceci peut se faire facilement
en pressant le marteau avec le troisième doigt,
pendant que la petite barre qui sert à graduer le
courant est soulevée ou abaissée à l'aide du pouce
et de l'index. En déplaçant le marteau lentement
avec le doigt, nous pouvons employer le choc faradique isolé (le courant consistant en une succession rapide de chocs). Le choc isolé est souvent
utile, parce qu'il est moins pénible qu'une série
rapide de chocs, et qu'il est surtout commode
pour l'examen des enfants. Un interrupteur mécanique est essentiel si on sert d'une batterie voltaïque, dans laquelle la stimulation se produit seulement quand le circuit s'ouvre ou se ferme ; une
batterie qui ne posséderait pas un moyen d'interruption de ce genre ne serait pas aussi utile pour
le diagnostic.

En examinant les muscles et les nerfs, nous
nous servons quand nous pouvons, du côté opposé
comme terme de comparaison, et quand nous
ne pouvons pas, il faut, s'il s'élève quelque doute,
comparer les résultats obtenus avec ceux offerts
par un individu en état de santé. On peut faire
l'épreuve à deux points de vue — d'abord la force

de stimulus la plus basse à laquelle le muscle ou le nerf veuille répondre ; en second lieu le degré relatif à la réponse à un courant plus fort. Le premier est le plus important, mais on y a peut-être insisté trop exclusivement, car le dernier est important aussi. Si quelques-unes des fibres d'un nerf sont saines et que les autres soient dégénérées, la contraction peut se faire avec un stimulus aussi peu intense que pour le nerf sain ; mais si le courant devient un peu plus fort la contraction dans la partie malade peut rester la même, tandis que celle du côté sain devient énergique. Il faut donc prendre note et de l'irritabilité et de la puissance.

La nutrition des os et des jointures dépend probablement aussi de la substance grise antérieure, mais l'influence de l'affection se montre principalement dans le retard qu'éprouve l'os dans sa croissance. De temps en temps dans la sclérose postérieure (ataxie locomotrice), une affection indolente des jointures et la fragilité des os se montre tardivement pendant la maladie. Le fait est important, son explication incertaine.

La nutrition de la peau et des tissus sous-cutanés dépend des nerfs qui ont leur cours dans ses racines sensorielles postérieures, mais on ne sait pas s'il se trouve des fibres trophiques spéciales, et on ne connaît pas, non plus, le centre duquel dépend l'influence. On doute si la simple perte de la fonction des racines postérieures conduit directement à des lésions de nutrition. Ces lésions peuvent résulter indirectement de cette condition que l'anesthésie prive le malade de l'information sensorielle quand un changement de posture devient nécessaire pour empêcher une lésion par pression. De temps en temps, cependant, des eschares et la vésication de la peau se produisent avec une facilité extrême à la moindre gêne locale et même sans cause aucune. C'est ce qui se passe quand la lésion est irri-

tative de sa nature, surtout dans la destruction
de la moelle au niveau de la naissance des nerfs
sensoriels, et quelquefois quand l'affection se
trouve placée plus haut comme dans quelques cas
de myélite aiguë.

Miction et défécation. — La moelle épinière possède des centres situés dans le renflement lombaire,
centres qui président aux actions de la vessie et
du rectum. Ce sont probablement des centres réflexes complexes ; celui du sphincter anal est le
plus simple, mais ce système d'action est probablement pareil chez chacun. Nous trouvons dans les
parois de chaque viscère des fibres musculaires
pour chasser le contenu, et au col un sphincter
pour empêcher leur écoulement continu. Les matières fécales, l'air dans le rectum, l'urine dans la
vessie, excitent les centres lombaires, provoquent
des contractions dans les parois et le relâchement
des sphincters. Ce processus peut, dans une étendue
considérable, être influencé par la volonté, quoique
nous ignorions encore le mode précis par lequel
l'influence volontaire est exercée. Mais si le trajet
de la volition dans la moelle est lésé au-dessus des
centres lombaires, la volonté ne peut plus exercer
d'influence sur le processus réflexe ; aussitôt que
des matières fécales irritent le rectum, elles sont
rejetées par mécanisme réflexe ; aussitôt qu'une
quantité suffisante d'urine s'est accumulée dans
la vessie, une contraction réflexe et le relâchement
du sphincter la laisse échapper. Si la lésion de la
moelle intéresse le trajet sensoriel, le malade n'a
pas conscience de ce qui se passe. Si le trajet sensoriel n'est pas affecté, le malade a conscience de
l'action de la vessie ou de l'intestin, mais ne peut
pas la contrôler. On dit souvent qu'il y a relâchement permanent des sphincters, mais ceci est vrai
seulement quand ces centres lombaires sont inactifs
ou détruits. Dans cette condition, l'évacuation a

lieu aussitôt que les matières fécales ou que
l'urine entrent : l'urine s'écoule d'une manière continue au lieu d'être chassée par intervalles. Cette
condition est moins évidente en ce qui concerne le
rectum, parce que les matières fécales n'entrent
pas continuellement dans le rectum comme le fait
l'urine dans la vessie. On peut cependant distinguer entre les deux états du rectum par l'introduc-
tion du doigt. Si le centre lombaire est inactif, il y
a une contraction momentanée, due à la stimulation locale du sphincter, puis relâchement permanent. Si, cependant, le centre réflexe et les nerfs
moteurs qui en proviennent sont intacts, l'intro-
duction du doigt est suivie, premièrement par le
relâchement, puis par une contraction tonique,
ferme, quoique sans rudesse. J'ai pu vérifier ce
dernier point en introduisant un cylindre de
caoutchouc au lieu du doigt, et faisant enregistrer
la pression sur le cylindre mis en rapport avec un
appareil marqueur ; j'ai trouvé que le relâchement
est précédé par une contraction courte, très légère,
et qu'il est suivi par une contraction tonique continue. Ce relâchement peut aussi facilement être
produit par une impression quelconque sur la
membrane muqueuse du rectum au-dessus du
sphincter.

Dans les cas d'affections s'établissant graduellement, on peut souvent retracer la perte de la volonté sur l'acte de la miction. Dans quelques cas
cette perte de pouvoir se manifeste plutôt comme
une incapacité, non pas de retenir, mais d'exciter
le centre d'action, nous avons alors une tendance à
la rétention. La meilleure manière de comprendre
certains états morbides est d'admettre que le centre moteur consiste réellement de deux parties —
l'une (M S, Fig. 13) maintenant la contraction au
sphincter, l'autre (M D.) provoquant la contraction
des fibres *detrusor*, ces deux parties seraient donc
antagonistes l'une de l'autre : Quand l'une agit,

l'autre est inactive. De cette manière, à l'état normal, le centre du sphincter est en action. le *detrusor*

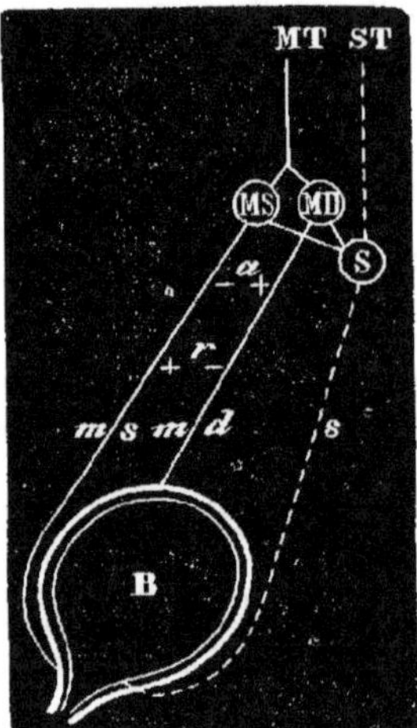

Fig. 13. — Schema montrant la dispositon probable
du centre pour la miction.

MT Tractus moteur, ST tractus sensoriel, dans la
moelle; MS centre, et *ms* nerf moteur du sphincter;
MD centre et *md* nerf moteur du *detrusor*; *s* nerf
afférent allant de la muqueuse à S partie sensorielle du
centre; B la vessie. *r* indique l'état des choses pendant le repos, le centre du sphincter est en action, le
centre *detrusor* inactif. a indique la condition pendant l'activité, le centre du sphincter inactif, et le
centre *detrusor* en action.

est au repos. L'action est produite par une impulsion afférente de la vessie conjointe avec une impulsion volontaire du cerveau. Le centre *detrusor* agit
alors et le centre du sphincter cesse d'agir. Si le
pouvoir volontaire est lésé, l'impulsion afférente

de la vessie peut devenir insuffisante, il y a alors
rétention, ou, dans d'autres cas semblables, le centre moteur peut céder trop facilement à l'impulsion
afférente, et il y a incontinence réflexe.

Fonctions sexuelles. — La condition des organes
sexuels dépend de l'intégrité d'un arc réflexe
qui se rend à un centre spécial et en revient ; ce
centre est aussi situé dans le renflement lombaire,
mais son action repose sur des influences cérébrales
(psychiques) aussi bien que sur des influences réflexes. Une affection du centre ou des nerfs qui y
conduisent ou en reviennent, abolit l'action sexuelle. Le réflexe sexuel est cependant l'un des réflexes superficiels, l'excitation provenant de la peau,
et il partage la condition des réflexes superficiels
plutôt que celle des réflexes profonds.

Le centre est probablement double, et son action
est troublée par la lésion d'une moitié quelconque.
Quand, en conséquence d'une lésion d'un point
plus élevé, la connexion avec les centres psychiques est interrompue, l'acte sexuel ne peut pas être
accompli dans son intégrité. Si le trajet venant du
centre contrôleur est indemne (p. 25) les processus
réflexes sexuels ne sont pas en excès; ils peuvent
même être diminués, mais si le trajet de ce centre
contrôleur est aussi interrompu, les processus
réflexes sexuels sont en excès comme les autres
réflexes superficiels, et il en résulte du priapisme.
Si le centre réflexe est lésé en partie, l'acte sexuel
s'accomplit imparfaitement.

Le centre sexuel est probablement auprès de celui du réflexe crémastérique, et de ce dernier, nous
pouvons dans certains cas recueillir quelque information sur l'état probable du centre sexuel, et en
même temps qu'avec les conditions dont nous venons de faire mention, sur l'état de la puissance
sexuelle. Par exemple, dans l'ataxie locomotrice, je
n'ai jamais vu le réflexe crémastérique perdu sans

que le pouvoir sexuel soit aussi perdu ou diminué (1) ; dans un cas de cette maladie, dans lequel tous les réflexes superficiels, y compris le crémastérique, était en excès marqué, il existait du satyriasisme. Le pouvoir sexuel peut cependant être perdu avant le réflexe crémastérique, parce qu'il est lésé beaucoup plus facilement. Cependant, chez un malade qui présentait une lésion considérable des parties médiane et inférieure du renflement lombaire, plus marquée à gauche et chez qui le réflexe crémastérique était présent à droite et perdu à gauche, le pouvoir sexuel avait disparu en partie, mais non entièrement.

Centres vaso-moteurs. — Les centres dans la moelle qui influent sur le système sympathique et sur les nerfs vaso-moteurs sont fréquemment atteints et une altération dans la température, de la vascularité, et de la transpiration des membres, en résultent. Dans l'affection de la partie supérieure du renflement cervical, surtout dans une affection soudaine, il peut se développer. Mais ces symptômes ont aujourd'hui peu d'importance diagnostique, excepté quand la lésion est située dans la région cervicale et que les changements vaso-moteurs sont évidents dans la face. Alors si l'un des côtés est affecté, la rougeur et la transpiration unilatérales se montrent et sont dues à ce que les fibres sympathiques pour la tête proviennent de la moelle cervicale ou la traversent.

Dans ces mêmes cas, les mouvements de l'iris sont gênés : l'irritation de l'origine cervicale du grand sympathique causant un spasme des fibres

(1) Il faut se souvenir que le réflexe crémastérique manque quelquefois chez l'adulte à part l'état morbide. Ce que nous en disons dans le texte s'applique aux cas dans lesquels l'absence générale de réflexes superficiels était suffisante pour suggérer une perte pathologique.

irradiantes (dilatation), la paralysie du sympathique causant leur relâchement (contraction de la pupille). Dans bien des cas de dégénérescence de la moelle, l'action réflexe de la pupille à la lumière est perdue, les pupilles étant ordinairement petites, quoique pas toujours, mais (ainsi que Argyll Robertson l'a montré le premier) elles se contractent presque toujours si on fait un effort d'accommodation. L'action réflexe est perdue, mais l'action d'association est conservée.

Il n'est pas certain que ces phénomènes dépendent directement d'une affection de la moelle; ils sont dus peut-être à une dégénérescence simultanée des centres pour les mouvements de l'iris dans la partie supérieure du pont de Varole. Dans bien des cas, cette dernière explication est la plus probable.

Dans cette revue des plus importantes fonctions de la moelle et de leurs dérangements, nous avons examiné les différents symptômes qui nous guident dans le diagnostic. Un ou deux autres, cependant, nous restent encore à voir.

La douleur rapportée au rachis est quelquefois présente dans les affections organiques de la moelle; mais elle est plus fréquente dans les affections ayant leur origine dans les méninges ou dans les os. Cependant la fréquence de la douleur rachidienne dans les affections abdominales, surtout dans les affections de l'estomac et dans les troubles névralgiques, diminue la valeur diagnostique de ce symptôme quand il existe seul. Ce n'est probablement pas exagérer que de dire que sur cent malades qui se plaignent de douleurs rachidiennes, il y en a quatre-vingt dix-neuf qui n'ont pas de lésions de la moelle épinière. De plus, dans les affections organiques, la douleur est bien moins fréquente quand la maladie commence dans la moelle que quand elle a sa source dans l'une des structures protectrices, membranes ou os. Dans la méningite aiguë ou chronique, la douleur rachidienne est fréquente, et dans les affections organiques des os de la colonne vertébrale, c'est un symptôme presque constant, combiné avec la sensibilité locale. Cependant, la même combinaison de douleur locale et de sensibilité se trouve dans quelques cas de douleur névralgique, dans la « rachialgie. » La distinction entre les deux est que dans l'affection organique il y a des indications soit d'un déplacement des vertèbres, soit d'une modification dans la moelle.

Un groupe de douleurs encore plus important est formé par celles rapportées aux parties animées par les nerfs sensoriels.

Ces douleurs ont été appelées « douleurs excentriques. » Elles sont dues à l'irritation des racines nerveuses postérieures pendant leur passage dans les trous de conjugaison, ou à travers les membranes, ou encore dans les colonnes postérieures de la moelle. D'autres douleurs semblables sont dues dans quelques cas, en apparence, au trajet conducteur sensoriel situé plus haut dans la moelle (1).

Ces douleurs peuvent être sourdes, ressemblant d'une manière singulière au rhumatisme, et sont prises constamment pour des rhumatismes par les malades et par leurs médecins. L'erreur est d'autant plus facile que les symptômes suggestifs d'affection de la moelle épinière peuvent être peu sensibles ou faire défaut, et que les douleurs rhumatoïdes peuvent être accompagnées de symptômes fébriles dans les cas aigus, ou influencées par l'état de l'atmosphère dans les cas chroniques. Dans tous les cas, des douleurs rhumatismales persistantes

______

(1) Les recherches physiologiques les plus récentes montrent que les trajets conducteurs dans la moelle ne sont pas, comme on l'enseigne ordinairement, entièrement insensibles à la stimulation locale.

dans les membres, devraient faire penser aux affections de la moelle, on devrait alors guetter avec soin l'apparition de symptômes tels que perte de pouvoir local ou altérations dans les actes réflexes. Dans d'autres cas, ce sont des douleurs fulgurantes, « comme un éclair qui disparaît, » nous disent souvent les malades atteints d'ataxie locomotrice, affection dans laquelle ces douleurs sont très fréquentes. La position dans laquelle ces différentes douleurs excentriques se rencontrent, qu'il s'agisse des jambes, du tronc ou des bras, dépend (quand les racines nerveuses sont irritées) du siège de l'affection — dans la région lombaire, dorsale ou cervicale de la moelle. Quelquefois on ressent cette irritation, non pas comme une douleur aiguë, mais comme une sensation douloureuse de compression comme si un lien entourait fortement le membre ou le tronc — c'est la « douleur en ceinture. » Quand il y a une lésion transverse dans la moelle, on trouve à la partie la plus basse de la région indemne un état d'irritation des nerfs sensoriels, et cette irritation (que l'on rapporte aux terminaisons nerveuses) cause la douleur en ceinture. Quand les racines nerveuses sont irritées par une lésion des vertèbres, la douleur, très intense, est surtout augmentée par le mouvement. Dans le cancer du corps des vertèbres cette douleur est tellement marquée, que l'affection en a reçu le nom de « paraplegia dolorosa. » Chaque fois que l'on constate des douleurs excentriques, la sensibilité peut être ou augmentée ou diminuée dans les parties où se rapportent les douleurs. Les différentes sensations spontanées comprises sous les dénominations « d'engourdissement, » de « piqûres d'épingles et d'aiguilles, » de « velouté, » de « fourmillement, » etc., sont aussi fréquentes. Il est généralement admis qu'elles indiquent quelque lésion centrale, mais on ne leur connaît pas encore d significations plus précises.

Spasmes. — Le spasme musculaire s'observe dans
de nombreuses affections de la moelle épinière. Il
dépend essentiellement d'une action excessive des
centres moteurs, et particulièrement des centres
réflexes. Dans l'origine, il est peut être dû à une
diminution de leur « résistance », mais plus tard
l'action fonctionnelle et la nutrition intime de ces
centres paraissent altérées. Ainsi que nous l'avons
vu , les centres moteurs font non seulement
partie des centres réflexes, mais ils forment encore la terminaison du trajet des impulsions volontaires. Le spasme peut donc être provoqué
par les impressions périphériques ou par le
mouvement volontaire. Dans certains cas les paroxysmes semblent venir sans excitation aucune,
surtout pendant le sommeil. Cependant, dans le
sommeil, l'action réflexe de la moelle est provoquée
très facilement, et il est difficile d'exclure une stimulation réflexe légère. Comme symptôme aigu, le
spasme appartient presque exclusivement à la
méningite, et à quelques formes très rares d'irritation fonctionnelle. La méningite semble causer une
augmentation directe dans l'intensité de l'action
des centres réflexes. Dans les affections organiques
chroniques, le spasme est ordinairement un des
symptômes tardifs de leur développement graduel, et alors son caractère réflexe peut souvent
être nettement distingué. Dans les cas où il se
montre, les réflexes, surtout les réflexes profonds,
sont en excès, c'est-à-dire dans les cas où les
arcs réflexes sont entiers et où l'influence cérébrale est diminuée par une lésion située plus haut
et intéressant les colonnes latérales (trajet moteur).
Cependant il ne se montre pas immédiatement,
mais après une ou plusieurs semaines et il est probablement dû, non au retrait seul de l'influence
cérébrale, mais à l'existence de dégénérescence
descendante dans les colonnes latérales. On remarque, dans ces cas, le développement graduel, d'a-

bord, des actions réflexes profondes en excès (augmentation du réflexe du genou, du clonus de la cheville), puis de légères raideurs se manifestant de temps en temps, enfin des paroxysmes de spasmes et de rigidité, en dernier lieu, le degré nommé « paraplégie spasmodique » ou « paraplégie spastique » est atteint. Une impression périphérique quelconque, superficielle ou profonde — le pincement de la peau, par exemple, ou une tension musculaire soudaine — provoque alors le spasme. La simple provocation du clonus de la cheville peut causer une rigidité musculaire telle que le clonus lui-même devient impossible. Dans la plupart des cas, le caractère du spasme est extenseur et dépend évidemment du mécanisme réflexe qui aide à maintenir les jambes en extension, dans la posture debout. A l'état de santé, quand nous nous tenons debout, les muscles sont dans un état de contractionséquilibrées, contractions réflexes pour la plupart, les impulsions afférentes provenant des muscles et des jointures. Dans la paraplégie spastique une contraction semblable mais plus intense et amenant l'extension est provoquée par la même position des membres. A l'état de flexion ils sont souples, mais exercez une extension passive et aussitôt étendus les muscles deviennent rigides et ne peuvent être ramenés dans la flexion que par un effort considérable. Tel un couteau à ressort, quand il est ouvert, aussitôt la lame entièrement étendue, elle devient rigide. De là le nom de « rigidité de couteau à ressort. » Fréquemment le spasme fixe pour le moment les deux jambes au pelvis, de sorte que, si l'on soulève une jambe au-dessus du lit, l'autre s'élève en même temps. Le même spasme extenseur se montre quand le malade essaie de se tenir debout, et c'est ainsi que cette dernière posture lui est souvent possible dans des cas où la volonté ne suffirait pas sans l'aide du spasme.

Quelquefois, surtout pendant le sommeil, le spasme fléchisseur prédomine et les articulations de la hanche et du genou se fléchissent fortement.

Nous ne savons pas encore de quoi dépend cette différence dans la forme du spasme. Le spasme, particulièrement le spasme fléchisseur, était considéré autrefois comme une évidence de « méningite chronique », à cause du symptôme spasme de la méningite aiguë. Cependant, dans bien des cas, on ne trouve pas d'autre symptôme de troubles méningés.

Quelquefois le spasme se produit en paroxysmes violents, d'abord toniques, puis cloniques, qui sont excités par des impressions périphériques légères et qui, dans certains cas, apparaissent spontanément — c'est· « l'épilepsie spinale » de Brown-Séquard. Je crois, cependant, que la ressemblance du paroxysme épileptique est superficielle et que le spasme clonique rapide dépend exactement des mêmes conditions que le clonus de la cheville. L'impression périphérique excite le spasme tonique; à mesure que celui-ci disparaît, la tension du muscle imparfaitement relaxé suffit pour développer des contractions cloniques, de la même manière que le fait la tension passive dans la méthode ordinaire par laquelle on obtient le clonus de la cheville; nous avons ainsi une série de contractions cloniques rapides succédant au spasme tonique. L'effet est plus évident dans le triceps extenseur du genou. Quelquefois le spasme tonique initial est léger, et le spasme consiste entièrement en contractions cloniques (1).

(1) Il est peut-être bon d'indiquer les raisons sur lesquelles cette opinion se base. Quand les réflexes superficiels et profonds sont en grand excès et que le clonus de la cheville est facilement provoqué, le toucher sous la plante des pieds peut causer un spasme tonique général et, à mesure que celui-ci disparaît, il peut survenir une série de contractions cloniques dans les muscles du mollet, contractions exacte-

C'est ainsi que ces phénomènes spasmodiques indiquent l'intégrité des arcs réflexes et nous renseignent sur l'excès d'activité des centres réflexes. Cette exagération d'activité peut, dans des cas aigus, être le résultat d'inflammation méningée, dans les cas chroniques, elle est l'effet d'une lésion située en haut, dans les colonnes latérales, dont la dégénérescence s'étend jusqu'aux centres inférieurs, sans cependant, et selon toute apparence, les envahir. Ce développement graduel de l'exagération d'activité montre que cette exagération est le résultat, dans la plupart des cas, de modifications causées par la dégénérescence. En quoi ces modifications consistent, nous ne le savons pas. L'action réflexe excessive conduit petit à petit à ce qu'on pourrait appeler, si l'expression est possible, une hypertrophie fonctionnelle des centres, occasionnant des spasmes persistants et violents.

Jusqu'à quel point ceci trouve-t-il sa cause dans « l'irritation » propagée d'en haut, nous l'ignorons encore ; mais je ne crois pas que l'admission de cette cause soit nécessaire ou justifiée par les faits.

Une simple rigidité des muscles variant trop peu pour être appelée spasme, se montre aussi dans quelques formes d'affection de la moelle, surtout dans les cas d'atrophie musculaire (dégénérescence

ment semblables au clonus de la cheville, sans qu'une flexion passive de cette dernière ait été faite. Ces contractions sont évidemment le résultat, sur le muscle relaxé, de la tension produite par les contractions cloniques précédentes. Chez ces malades, comme le dit Erb, quand on excite le spasme tonique dans la jambe, une tension courte et soudaine des extenseurs du genou provoque une série de contractions cloniques rapides de ces muscles, contractions qui continuent pendant quelques secondes si on ne les interrompt pas. Le spasme ressemble absolument au spasme ordinaire de l'épilepsie spinale,

Il faut dire ici que le terme « épilepsie spinale » est donné en France au clonus de la cheville.

des cornes antérieures) et est due (selon Charcot) à
la dégénérescence simultanée dans les colonnes latérales. Des contractions fixes des muscles se voient
aussi dans les antagonistes de muscles paralysés,
mais de temps en temps comme résultat d'activité
exagérée dans les lésions centrales. Comme conséquence de ce dernier phénomène, les genoux peuvent se fléchir ou les talons se relever. Cette dernière forme de rigidité, dépendante d'une exagération d'activité primitive est toujours associée à des
spasmes plus ou moins considérables dans le
membre — c'est une distinction importante de la
condition dans laquelle ce racourcissement se
rapporte à la paralysie des apponents des muscles
contractés. La contraction persistante des jumeaux
comme phénomène de la « paraplégie spastique »
se voit quelquefois chez les adultes, mais elle est
plus commune chez les enfants.

III. — LOCALISATION DE LA LÉSION : DIAGNOSTIC ANATOMIQUE

Considérons maintenant rapidement comment
les symptômes que nous venons d'étudier, se grou-
pent dans les affections des différentes régions de la
moelle. Tous ces symptômes et leur signification
ont déjà été étudiés en détails, nous n'avons qu'à
les mentionner.

Quelques lésions de la moelle affectent certaines
structures (colonnes blanches ou substance grise)
dans le sens vertical et dans une étendue considérable, les autres structures restant à l'état normal,
ces affections ont été appelées « lésions de système ». D'autres ont une étendue très petite dans
le sens vertical et ont été nommées « lésions de
foyer ». Ces dernières peuvent se borner à une
structure, ou bien elles peuvent s'étendre dans
une grande étendue et dans le sens transverse ;

elles peuvent même intéresser toute l'épaisseur
de la moelle. Ce sont alors des « lésions transverses totales. »

Les lésions qui affectent « certaines structures
seulement, soit des lésions étendues de système,
soit des lésions limitées de foyer, sont appelées
« lésions partielles » ; c'est par elles que nous
commencerons.

I. — COLONNES BLANCHES ANTÉRO-LATÉRALES.

Les affections des colonnes blanches antéro-latérales causent l'abolition de puissance volontaire au-
dessous de la lésion, dégénérescence descendante
dans les tractus pyramidaux et l'activité exagérée
dans les centres inférieurs.

Cette exagération d'action peut se manisfester
seulement par le réflexe excessif du genou et le
développement du clonus de la cheville, pouvant
aller jusqu'au spasme et la rigidité, c'est-à-dire
jusqu'à la paraplégie spastique ou spasmodique. Il
n'y a pas d'amaigrissement, à moins que la dégénérescence ne s'étende des colonnes latérales aux
cornes antérieures. Nous avons ensuite une
combinaison du spasme et de l'atrophie, dans
laquelle, si la dégénérescence de la corne continue
le spasme et la rigidité peuvent diminuer. Dans
la lésion limitée à ces colonnes (du moins quand
elle est limitée aux tractus pyramidaux) il n'y a pas
perte de sensation ni incoordination. Ces symptômes
de « paraplégie spasmodique » peuvent provenir
d'une dégénérescence primaire dans les colonnes
latérales, dégénérescence qui y est limitée ; mais
ces cas sont excessivement rares, et dans la plus
grande partie des cas on a affaire à une lésion de
foyer plus ou moins étendue, située au niveau de la
moelle cervicale ou dorsale, et la dégénérescence
dans les colonnes latérales est secondaire. On
trouve la preuve de cette dernière forme 1º dans

le fait que les premiers symptômes se montrèrent
tout d'abord soudain ou rapidement, la sclérose
primitive s'établissant toujours par degrés ; une
lésion qui s'établit en peu de temps est toujours
une « lésion de foyer » ; 2° dans le fait, que l'on
peut généralement démontrer, qu'il y eut à un moment donné et dans certaines régions des lésions
qui s'étendent au delà des colonnes latérales, la
preuve de ce fait se trouve dans la gêne causée, au niveau de la lésion, aux fonctions centrales
de la moelle. Nous ne sommes autorisés à poser le
diagnostic de sclérose primitive des colonnes latérales que quand nous ne trouvons pas d'évidence
de lésion de foyer étendue, et quand l'affection s'est
établie par degrés. Il faut aussi nous rappeler que
la sclérose latérale descendante, avec phénomènes
spasmodiques secondaires dans les membres, peut
même être le résultat de lésions dans les trajets
moteurs au-dessus de leur décussation dans la
moelle allongée, dans le pont de Varole, ou dans
la partie motrice des hémisphères cérébraux. Elle
résulte quelquefois de lésions bilatérales faites à
la surface du cerveau pendant l'accouchement difficile.

Certaines lésions peuvent endommager le trajet
moteur légèrement, et, lésant la conductibilité d'une
certaine manière, peuvent la rendre inégale, en
apparence, dans différentes fibres. Comme conséquence, l'action musculaire est inégale dans différents muscles et au lieu d'un mouvement également coordonné nous avons un mouvement instable
et inégal. C'est surtout le cas quand la moelle est
affectée par des ilots irréguliers de sclérose,
sclérose en plaques disséminées ; il paraît, d'après
les recherches de Charcot, que cette conductibilité
irrégulière est le résultat de la perte inégale des
enveloppes médullaires, le cylindre-axe restant
entier. Un symptôme précisément semblable peut
être le résultat d'une pression exercée sur le trajet

moteur, comme par une tumeur. Il n'est pas rare que l'on trouve la sclérose en plaques dans une région, combinée avec la dégénérescence de système dans une autre. Une combinaison qui se rencontre quelquefois, par exemple, se trouve dans le mouvement de jactitation (provenant de sclérose cervicale en plaques) dans les bras, allié à la faiblesse avec spasmes (provenant de sclérose latérale lombaire) dans les jambes. Il est probable que, dans ces cas, la sclérose latérale est simplement descendante, et qu'elle résulte de la lésion faite aux tractus pyramidaux par la sclérose en plaques. Il faut se rappeler que la sclérose en plaques peut occasionner seulement la perte de pouvoir, et une lésion égale mais non irrégulière de la conductibilité, surtout quand la région affectée est la région dorsale. Dans ce cas, il peut ne pas être possible de distinguer les symptômes de cette lésion de ceux de la dégénérescence étendue et diffuse.

II. — COLONNES POSTÉRIEURES.

Quand les colonnes postérieures sont intéressées, il y a gêne dans la coordination sans perte de pouvoir ; et, en conséquence des changements dans les racines sensorielles, le malade accuse des douleurs excentriques, des lésions de sensation et de la diminution dans les actions réflexes. Tous ces symptômes dépendent de changements dans les colonnes postéro-externes (zone radiculaire postérieure). Les lésions de la colonne postéro-médiane ne donnent naissance à aucun symptôme connu.

Les colonnes postérieures peuvent être lésées par un processus pathologique quelconque : elles sont fréquemment le siège de dégénérescence primitive (sclérose), condition qui constitue la forme commune d'ataxie locomotrice.

Les symptômes de cette maladie présentent ordinairement l'ordre suivant : perte des réflexes profonds, douleur, incoordination, diminution des sensations, perte de puissance sexuelle, perte des réflexes superficiels, lésion des sphincters, et quelquefois, gêne dans la nutrition des os et des jointures.

Il n'y a pas perte de puissance motrice ni amaigrissement aussi longtemps que l'affection reste limitée aux colonnes postérieures. Mais elle peut cependant s'étendre en avant dans les cornes antérieures donnant naissance à de l'atrophie musculaire et à de l'affaiblissement en même temps qu'à l'ataxie ; ou bien les colonnes latérales peuvent être affectées en même temps que les colonnes postérieures ; nous avons alors affaiblissement et ataxie, mais pas d'aatrophie. La lésion des colonnes latérales cause, comme je viens de le dire, une augmentation des réflexes profonds ; et cette augmentation peut coexister avec l'incoordination, la lésion des racines postérieures étant peut-être irrégulière dans ces cas. Nous pouvons ainsi avoir une anomalie de l'ataxie avec excès dans le réflexe du genou au lieu de sa disparition, avec la contraction qui suit le choc sur la partie antérieure de la jambe, et même avec le clonus de la cheville.

Un fait important concernant les colonnes postérieures, et qu'il ne faut pas perdre de vue, c'est leur tendance à la dégénérescence ; elles se rétablissent moins facilement et dégénèrent plus rapidement que n'importe quelle autre partie de la moelle épinière. Une lésion dans un point unique peut provoquer une dégénérescence qui finit par les envahir dans toute leur étendue. Une lésion intéressant toute l'épaisseur de la moelle peut disparaître de toutes ses parties à l'exception des colonnes postérieures où elle persiste et où elle peut même s'étendre. Dans un tel cas nous avons l'ataxie qui succède à la perte de pouvoir. Le mouvement revient, mais sans la coordination.

III. — CORNES ANTÉRIEURES.

Les cornes antérieures contiennent les cellules
nerveuses motrices qui, nous l'avons dit, — 1° influent sur la nutrition des fibres nerveuses motrices
qui en dérivent, et par conséquent, sur celle des
muscles ; 2° constituent un segment dans le trajet
des impulsions volontaires du cerveau aux muscles ;
3° font partie des arcs réflexes, et probablement
aussi des centres réflexes avec lesquels les muscles
sont en relation.

Nous avons donc, comme résultat des lésions
des cornes antérieures : 1° la dégénérescence des
nerfs moteurs et l'atrophie des muscles ; 2° la
perte du pouvoir volontaire, c'est-à-dire la paralysie de ces muscles ; 3° la gêne ou l'arrêt des
actions réflexes auxquelles ces muscles prennent
part.

L'étendue de ces symptômes, qu'ils soient uni-
latéraux ou bilatéraux, qu'ils affectent des muscles nombreux ou seulement quelques-uns, dépend entièrement de l'étendue de la lésion dans la
moelle épinière.

Des trois symptômes, l'atrophie musculaire est
de toute manière le plus important. La paralysie peut être le résultat d'une lésion située autre
part sur le trajet moteur, c'est-à-dire, plus haut dans
les colonnes latérales. La perte d'action réflexe peut
dépendre d'une lésion siégeant autre part que dans
l'arc réflexe, c'est-à-dire d'une lésion des fibres
sensorielles en dedans ou en dehors de la moelle.
Mais l'amaigrissement est dû seulement à une
lésion des cellules motrices, ou à une lésion des
nerfs qui prive les muscles de l'influence de ces
cellules. Dans la plupart des cas nous pouvons
exclure cette dernière (par certaines indications
dont nous allons faire mention) : l'état de la nu-

trition musculaire peut ainsi être de la plus haute importance comme indiquant l'état des cornes antérieures de la moelle. Pour avoir d'autres données sur leur condition, nous pouvons rechercher l'excitabilité électrique des nerfs et des muscles d'après les principes déjà posés.

Chaque fois que nous constatons de l'atrophie et que nous concluons à l'affection des cornes antérieures, nous devons établir tout d'abord si l'affaiblissement et l'amaigrissement sont relatifs, c'est-à-dire, si l'affaiblissement n'est que celui que l'on trouverait dans la lésion de la substance grise, ou bien s'il est en excès suffisant pour faire penser à d'autres lésions dans le trajet moteur.

Les affections des cornes antérieures s'allient souvent aux lésions des colonnes latérales, lésions qui ressemblent alors à la dégénérescence descendante. Charcot croit que dans ces cas la dégénérescence dans la colonne latérale est primitive, son symptôme, rigidité musculaire précédant alors le symptôme émaciation musculaire de l'affection de la corne ; il lui donne le nom de « sclérose latérale amyotrophique. » Cependant il est possible que cette proposition demande à être examinée de nouveau ; la dégénérescence latérale est peut-être secondaire, quelquefois au moins, à la lésion dans la corne, ou se développe simultanément avec elle. Mais, elle s'étend souvent au delà des fibres qui font partie de la corne dégénérée et peut ainsi être la cause d'affaiblissement et de spasmes dans les membres au-dessous du siège de l'atrophie musculaire. Nous avons ainsi l'atrophie des bras et l'affaiblissement accompagné de spasmes dans les jambes ; j'ai même vu l'atrophie des muscles de l'épaule et l'affaiblissement sans atrophie des mains.

Une lésion des cornes antérieures n'affecte jamais *per se* la sensation. Une affection aiguë dans cette région peut cependant retentir sur des parties sensorielles adjacentes (cornes postérieures ou trajet sensoriel) et occasionner des douleurs excentriques dont le caractère est souvent rhumatismal. La perte positive de sensation, avec atrophie, surtout si elle est irrégulière dans sa distribution, indique plutôt une lésion aux racines nerveuses, qu'à la moelle elle-même.

Lésions unilatérales. — Ces lésions gênent la conductibilité de l'impulsion motrice du côté où elles existent, et causent ainsi l'affaiblissement de ce côté, c'est « l'hémiparaplégie » ou « l'hémiplégie spinale » ; elles occasionnent souvent aussi la sclérose unilatérale descendante avec ses symptômes dans la jambe intéressée. L'affaiblissement de l'autre jambe (si la lésion est strictement unilatérale) dépendra du nombre des fibres pyramidales, qui dans le « tractus pyramidal direct » ne se sont pas croisées au siège de la lésion ; ceci varie, comme nous l'avons vu, chez différents individus. Il faut nous souvenir, toutefois, que dans les lésions unilatérales, la moitié opposée de la moelle est souvent légèrement atteinte, et que les symptômes, par conséquent, ne sont pas souvent limités strictement à une jambe.

La sensation et la motilité sont lésées dans le côté opposé, mais pas tout à fait au niveau de la lésion, parce que la décussation du trajet sensoriel n'est pas immédiate, mais se fait un peu au-dessus de la place où les nerfs pénètrent dans la moelle. Cependant, quelquefois, la sensation est lésée du même côté que le mouvement. C'est souvent le cas quand la paralysie intéresse la jambe seulement, et probablement la lésion est alors assez bas pour affecter les fibres sensorielles avant leur décussation.

5. *Lésions transverses totales.* — Une lésion transverse totale de la moelle, à un niveau quelconque

et quelque limitée que soit son étendue dans le sens vertical, sépare du cerveau toutes les parties situées au-dessous de la lésion, elle produit donc, en ce qui concerne la volonté et la perception, le même effet que si la totalité de la moelle était détruite à partir de ce point. Une section à travers la moelle, au milieu du renflement cervical, par exemple, paralyse toutes les parties situées au-dessous du cou. L'étendue de la paralysie indique donc seulement l'étendue de la lésion en haut,

Ce dernier point se trouve aussi indiqué par la position des douleurs en ceinture, ou par la zone d'hyperesthésie due à l'irritation des racines sensorielles dans la partie inférieure du segment supérieur — indication importante quand la lésion est dans la région dorsale où la limite précise de la faiblesse motrice ne peut se reconnaître qu'avec difficulté.

Il est important, cependant, de connaître les symptômes que produisent les lésions aux différents niveaux de la moelle.

On trouve les indications de la lésion au niveau supérieur dans la perte des fonctions motrices et sensorielles. Les nerfs les plus inférieurs animent l'anus et le périné. Les nerfs qui animent la peau et les muscles de la jambe et du pied proviennent du premier et du troisième nerfs sacrés et sont lésés par une affection intéressant la partie inférieure du renflement lombaire. Rappelons-nous toutefois, que la peau à la partie interne de la jambe ne reçoit pas d'influx nerveux de cette source, et qu'elle peut ainsi conserver sa sensation quand les parties externes et postérieures ont perdu la leur. Les nerfs qui entrent dans le nerf lombo-sacré proviennent de la partie moyenne du renflement lombaire et sont probablement destinés aux fléchisseurs du genou, aux muscles de la hanche animés par le plexus sacré, et à la peau de la partie inférieure de la région fessière. Ces parties seront

donc paralysées par la lésion de la partie moyenne
du renflement lombaire, tandis que les muscles
et la peau de la portion antérieure de la cuisse sont
indemnes. Ces derniers souffrent quand la lésion
occupe la partie supérieure au renflement lombaire
c'est-à-dire l'origine du triceps crural et des adduc-
teurs. La peau à la partie supérieure et externe de la
cuisse, ne perd sa sensibilité, en même temps que
les parties adjacentes au scrotum et à la région
inguinale, que quand la lésion intéresse la portion
la plus élevée au renflement lombaire, d'où les
trois premiers nerfs lombaires émergent; alors les
fléchisseurs de la hanche deviennent paralysés.
Selon que la lésion est plus élevée dans la région
dorsale, les symptômes se produisent plus haut,
et indiquent avec précision, la hauteur de cette
lésion par la perte de sensibilité cutanée et par la
lésion, premièrement, des muscles abdominaux,
puis des muscles intercostaux. L'ombilic correspond aux dixièmes nerfs dorsaux et le creux épigastrique aux sixièmes et aux septièmes. Quand
la lésion atteint la partie inférieure du renflement
cervical (premiers nerfs dorsaux), les premiers
symptômes se développent à l'extrémité supérieure;
ces derniers ne se passent pas, comme on pourrait
s'y attendre, dans les muscles de l'épaule, ils se
manifestent dans la main. Le petit doigt est d'abord
engourdi, et le premier affaiblissement se montre
dans les muscles intrinsèques de la main. Les
symptômes se montrent plus haut, faisant l'ascension du bras, non sans uniformité, mais sans égard
à la distribution des nerfs. Quand le milieu du
renflement cervical est atteint, (5° 6° et 7° nerfs
cervicaux) les muscles de l'épaule et le grand den-
telé deviennent paralysés, et il y a perte générale
de pouvoir, de sensation, et anesthésie. Au-dessus
du niveau de la sixième paire, le trapèze et le
sterno-mastoïdien s'affaiblissent, les fibres qui se
rendent à ces muscles prenant sans aucun doute

naissance dans cette partie de la moelle . Aux 4e
et 5e nerfs cervicaux, la partie inférieure du cou
s'anesthésie , et le diaphragme cesse d'agir.

Notre localisation pourrait s'arrêter ici, car des
lésions transverses totales à cet endroit sont nécessairement mortelles. Mais des lésions limitées peuvent se développer plus haut ; nous avons alors
impuissance complète des muscles qui meuvent la
tête, la partie supérieure du trapèze, le sterno-mastoïdien, et les autres muscles qui prennent attache
à l'occipital : les parties du cou et de la tête qui ne
sont pas énervées par le 5e nerf cranien éprouvent
de la gêne et de la diminution de sensation.

L'étendue de l'affection dans le sens inférieur
n'est pas indiquée par la lésion dans les fonctions
conductrices, la paralysie motrice ou sensorielle ;
pour nous assurer de ce dernier *point*, il faut
examiner les fonctions de la moelle comme organe
central, et s'assurer jusqu'à quel point ces fonctions
sont lésées dans la région paralysée. Il faut examiner particulièrement la nutrition musculaire
et l'action réflexe. L'état de la nutrition musculaire et de l'irritabilité indiquent jusqu'où les cornes antérieures sont lésées et le dernier symptôme
montre, comme je l'ai déjà expliqué, si les cornes
sont intéressées dans une lésion primitive ou si
elles sont affectées secondairement. La relation
entre les différents groupes de muscles et la moelle
se voit dans la première colonne de la table.
L'intégrité de l'action réflexe indique l'intégrité
des arcs réflexes et l'étude des réflexes superficiels du tronc est surtout instructive à ce sujet.
L'excès d'action réflexe superficielle indique le
retrait de l'influence de contrôle que possède le
cerveau sur les centres réflexes ; l'excès absolu
des réflexes profonds musculaires suggère l'existence de dégérescence descendante dans les colonnes
latérales.

INDICATIONS DE LA NATURE DE LA MALADIE
DIAGNOSTIC PATHOLOGIQUE

Il nous reste à étudier la dernière partie de notre sujet — les éléments du diagnostic pathologique par lesquels, le siège de la lésion étant connu, nous essayons de reconnaître sa nature. Pour y arriver, nous observons d'abord comment les symptômes se montrent et se développent ; puis la position et la distribution de la lésion ; enfin les conditions associées ou accidentelles qui peuvent s'y rattacher.

On peut grouper l'état morbide primitif sous les formes suivantes :

(a) Lésions vasculaires ; rupture des vaisseaux causant une hémorrhagie; occlusion des vaisseaux par thrombose ou embolie (cette dernière est très rare).

(b) Inflammation ; « myélite » aiguë ou chronique, causant le ramollissement. Il est d'usage de donner à toutes les formes de ramollissement, le nom de « myélite »; nous ne savons cependant pas encore jusqu'à quel point elles sont inflammatoires dans l'origine ou provoquées comme dans le cerveau par occlusion vasculaire.

(c) Dégénérescence ou « sclérose », dans laquelle les fibres nerveuses s'atrophient, et où le tissu conjonctif (névroglie) se développe en excès.

Le terme « sclérose » est inexact dans son étymologie, puisque la partie altérée, par l'augmentation des éléments conjonctifs est souvent moins dur qu'à l'état normal, mais le mot semble être fermement enraciné.

Dans quelques cas, le changement semble commencer dans les fibres nerveuses; dans d'autres, il commence dans le tissu conjonctif. Quelques formes de dégénérescence passent par gradation à l'état d'inflammation chronique (ici comme dans

d'autres tissus) et le terme de « myélite chronique »
s'applique quelquefois aux formes lentes de dégénérescence. D'un autre côté, l'état de « sclérose »
peut être le résultat de l'inflammation. Le terme
est ainsi usité dans les deux sens pour indiquer un
processus et une condition pathologiques qui peuvent être amenés par plus d'un changement morbide. Nous nous servirons du terme sans qualifi-
catif pour indiquer le processus.

(d) Pression du dehors par la tuméfaction inflammatoire des méninges, par des os déplacés, ou par
des tumeurs.

(e) Tumeurs dans la moelle même.

I. Considérons d'abord comment ces différentes
lésions peuvent se distinguer pendant leur début,
c'est-à-dire pendant le temps qu'elles mettent
à se développer jusqu'à un degré d'intensité considérable. D'après ce début, nous pouvons les divi-
ser en cinq classes: celles chez lesquelles le début
est *subit*, instantané ou presque instantané ; *aigu*,
de quelques heures à quelques jours ; *subaigu*, se
développant de une à six semaines; et enfin les cas
chroniques qui peuvent être divisés en ceux occupant
de six semaines à six mois, et en ceux occupant six
mois et au-dessus dans leur début.

J'ai essayé de montrer les relations communes
de ces lésions dans leur différent cours par la table
suivante :

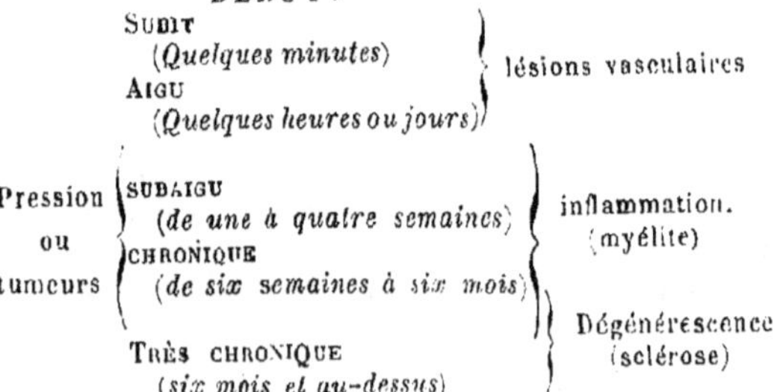

Une lésion qui se produit subitement donnant naissance à des symptômes en quelques minutes, est presque toujours une lésion vasculaire;c'est ordinairement une hémorrhagie, quelquefois c'est une obstruction vasculaire. Mais une lésion vasculaire peut occuper plus longtemps dans son développement — quelques heures ou quelques jours. Dans l'inflammation aiguë et subaiguë, les symptômes se montrent dans l'espace de quelques heures, de quelques jours ou d'une semaine ou deux. L'inflammation chronique demande de plusieurs semaines à quelques mois. La dégénérescence dans laquelle il n'y a pas de symptômes propres de processus inflammatoire occupe de nombreux mois, cela peut s'étendre à des années. Les symptômes produits par les tumeurs ou par une simple pression (à l'exclusion des traumatismes) ne sont jamais soudains ni très aigus, et rarement, très chroniques ; le temps parcouru pendant le développement des symptômes variant d'une quinzaine de jours à six mois.

Il faut encore considérer, non seulement la durée totale du développement de l'affection, mais aussi l'uniformité de son cours. Deux formes ou plus peuvent se présenter simultanément. Une myélite primitive, par exemple, peut amener une dégénérescence secondaire ; d'un autre côté, des lésions vasculaires soudaines peuvent se développer quelquefois dans des tissus dégénérés. Il faut ainsi s'assurer du cours entier de l'affection avant d'en tirer une déduction.

Le début et le cours des symptômes nous permettent quelquefois de décider de suite qu'une lésion a tel ou tel caractère comme pour celle qui, se produisant instántanément, est de nature vasculaire, celle qui, prenant des années pour son développement, est de nature dégénérative.

Plus fréquemment, ils nous permettent d'exclure certains processus morbides, et de restreindre la lésion à deux ou trois formes. Par exemple, une lésion qui s'installe dans l'espace de quelques heures est ou vasculaire ou inflammatoire. Nous nous décidons pour l'une ou pour l'autre en recherchant d'autres indications.

II. — En faisant le diagnostic, il est bon de considérer ensuite les indications fournies par la position et la distribution de la lésion. Voyons quelles sont les affections qui se localisent dans un endroit donné, et quelles sont les affections qui ont le mode de début que nous avons pu établir. Comme je l'ai dit au commencement, nous ne devons jamais nous servir de cette indication du siège de la lésion en ligne de compte seule — jamais, excepté quand elle est subordonnée à l'étude approfondie de son mode de début et de son cours.

La substance grise de la moelle est le siège le plus fréquent de l'hémorrhagie. La substance grise ou la substance blanche peut être le siège d'hémorrhagie ou de dégénérescence. Les compressions ou les tumeurs se développent d'abord dans les colonnes blanches, mais peuvent, plus tard, intéresser la substance grise.

Les affections nommées « lésions systématiques » dans lesquelles un système de structure est affecté dans une grande étendue verticale de la moelle sont généralement des dégénérescences : tels sont la sclérose latérale; la sclérose postérieure (ataxie locomotrice) ; les modifications dans les cornes antérieures qui mènent à l'atrophie musculaire progressive (dégénérescence des cornes antérieures). Ces processus commencent probablement dans les éléments nerveux. D'un autre côté, les lésions qui ont une étendue verticale limitée — « lésions de foyers » — sont ordinairement le résultat de processus qui peuvent être aigus ou chroniques, mais qui commencent en dehors des éléments nerveux, dans le tissu conjonctif, les vaisseaux, etc. Tels sont les hémorrhagies, les foyers de myélite, les plaques de sclérose disséminés, les tumeurs, et les compressions du dehors.

Mais cette distinction ne peut s'employer qu'après une étude suffisante du mode de début. Des lésions en foyer disséminées, par exemple, peuvent être distribuées dans une grande étendue de la même structure, et peuvent produire des symptômes limités à certaines fonctions mais s'étendant et simulant, — constituant, même — une « lésion systématique. » C'est ainsi que j'ai vu la myélite subaiguë symétrique des cornes antérieures dans les renflements lombaire et cervical, causer la paralysie et l'atrophie des quatre extrémités, la partie supérieure des membres restant normale. Une petite lésion de foyer peut rester limitée à une structure seule et causer des symptômes limités à une fonction. Nous pouvons ainsi avoir la myélite des cornes antérieures ou la myélite des colonnes latérales ou postérieures, ne donnant naissance qu'à des symptômes limités, l'atrophie musculaire localisée, la paralysie unilatérale, ou l'ataxie locale. Enfin de nombreuses « lésions de foyer » peuvent donner naissance secondairement à des dégénérescences systématiques. Un foyer de myélite dans l'une des colonnes latérales peut causer la dégénérescence secondaire dans le reste de cette colonne au-dessous du point lésé, et être accompagné de tous les symptômes spasmodiques qui s'y rattachent. Ceci est si vrai que, comme nous l'avons vu du reste, la sclérose latérale en tant que primitive est une des lésions les plus rares ; elle est presque toujours secondaire à une lésion en foyer limitée. Dans tous ces cas, cependant, une étude suffisante accordée au mode de début préviendra l'erreur.

La connaissance du mode de début en même temps que l'établissement du siège de la lésion nous aident quelquefois d'une manière plus directe, surtout dans les cas de tumeurs et de com-

pression. Leurs caractères sont l'étendue limitée
dans le sens vertical, le début lent, l'invasion
progressive des parties adjacentes à celles affectées
en premier lieu, et au même niveau ; une jambe, par
exemple, est affectée, en premier lieu, puis l'autre.

Il y a une forme rare de paralysie, dans laquelle
les fonctions de la moelle sont lésées de bas en
haut, jusqu'à ce que, dans l'espace de quelques
jours, la mort en résulte par suite de la gêne dans
la respiration. Dans ces cas de « paralysie aiguë
ascendante, » comme on les appelle, on ne découvre ordinairement pas de lésion de la moelle, et
leur nature exacte est inconnue. Dans un cas semblable, j'ai trouvé une hémorrhagie en dehors de la
dure-mère, hémorrhagie qui comprimait la moelle.

Il est possible que cette lésion ait échappé dans
d'autres cas, à cause de la quantité de sang que l'on
trouve à cet endroit quand on ouvre le canal et
que l'on divise les vaisseaux toujours gorgés ; conséquence et du mode de décès et de la position déclive du corps.

III. — Le dernier élément dans le diagnostic
pathologique est la découverte d'influences quelconques pouvant être considérées comme une cause
de lésions de la moelle épinière, ou d'un ensemble de
conditions pouvant indiquer un processus morbide actif. Nous avons vu que le mode de début
peut nous aider à limiter l'affection en question à
certaines formes de lésion : la distribution de
l'affection peut rendre probable que c'est l'une ou
l'autre de ces formes ; la découverte d'une cause de
maladie de la moelle, et la connaissance des lésions
que cette cause produit, peut nous aider à fixer
avec plus de précision la nature de la lésion. Il est
donc important pour le diagnostic de connaître les
différents effets produits par les mêmes causes de
ces maladies de la moelle.

1° *L'état du système vasculaire.* — Les conditions qui favorisent l'hémorrhagie ont moins d'importance pour le diagnostic des affections de la moelle que pour celles du cerveau. Les conditions de congestion mécanique — maladies du cœur, emphysème, etc., — favorisent les changements dégénératifs, et aussi, probablement, la thrombose. L'état du système vasculaire dans les affections chroniques des reins favorise sans aucun doute les changements dégénératifs dans la moelle; ces faits ont été démontrés par Sir William Gull et par le docteur Sutton.

2° *La scrofule* provoque ordinairement une affection de la moelle en amenant des affections des os du rachis; les symptômes de leur existence, sensibilité locale, ou irrégularité dans la situation des apophyses épineuses ou encore une incurvation déclarée, sont de la plus haute importance pour le diagnostic, et l'on ne doit pas négliger l'examen soigneux et souvent répété des os du rachis dans les cas obscurs d'affection spinale. Il n'y a peut-être pas d'erreur de diagnostic plus fréquente, et dont les conséquences pour le traitement soient plus graves, que dans les affections des vertèbres. Il est important de se rappeler que la moelle peut être lésée avant que les signes d'affection vertébrale soient distincts: de là l'importance d'examens *renouvelés*.

Dans les maladies des os, la moelle souffre de quatre manières différentes au moins : — (a) De pression par tuméfaction inflammatoire des os sans incurvation. Les effets de la pression peuvent diminuer à mesure que l'incurvation se produit. (b) De pression en conséquence d'un déplacement, le canal osseux se trouvant retréci par la projection angulaire du corps de la vertèbre au-dessus de laquelle la moelle se trouve tendue. (c) D'inflammation chronique secondaire, avec épaississement, de la dure-mère (pachyméningite), comprimant la moelle. (d) D'extension d'inflammations

aiguës de l'os à la moelle. Nous ne pouvons donc
pas, parce que nous trouvons des symptômes d'affections des os, conclure immédiatement que la
moelle est comprimée par l'os déplacé. Il faut rechercher le mode de début des symptômes et leurs
caractères, et en déduire le caractère de l'affection
de la moelle selon les règles que nous indiquons.

En admettant l'affection de l'os, il faut se souvenir que non seulement l'incurvation angulaire peut
faire défaut longtemps après que la moelle a souf-
fert, mais que l'irrégularité même des apophyses
épineuses peut manquer. On peut souvent provoquer de la douleur et de la sensibilité locale profonde. Dans la paraplégie qui suit, l'excès des
réflexes superficiels est souvent un des premiers
symptômes dominants et des plaques d'anesthésie
au niveau de l'os lésé, dues à la pression sur les
nerfs, sont quelquefois présentes et apportent au
diagnostic un secours important.

3° *Syphilis.* — Les méthodes par lesquelles la
syphilis provoque des lésions de la moelle, et qui
sont universellement reconnues sont : — (*a*) Le
développement de syphilômes prenant naissance
dans le tissu conjonctif, dans les membranes ou
dans le tissu des sillons, et envahissant la moelle.
Dans ces cas, les symptômes varient de caractère
selon la position du néoplasme, et sont semblables
à ceux produits par d'autres lésions limitées ; mais
ils sont toujours graduels dans leur début.

(*b*) La méningite chronique, avec épaississement
et pression sur les nerfs, et quelquefois aussi, sur
la moelle : le symptôme caractéristique dépend de
la lésion causée aux nerfs moteurs et aux nerfs
sensoriels ; la lésion des premiers privant les muscles et les nerfs périphériques de l'influence des
cellules nerveuses motrices et causant ainsi l'atrophie musculaire, semblable à celle causée par la
lésion de la substance grise, mais différant de cette

dernière, par la diminution de la sensibilité de la peau dans ces endroits isolés et disséminés.

La gêne dans les arcs réflexes détruit l'action réflexe dans les parties intéressées : mais si la lésion est limitée à la partie supérieure de la moelle, et si cette dernière elle-même est comprimée, il peut y avoir excès d'action réflexe dans les parties inférieures.

(c) Les lésions syphilitiques des vaisseaux peuvent *probablement* amener le ramollissement aigu, semblable à celui du cerveau. Les sujets syphilitiques peuvent devenir subitement paraplégiques ; il est probable que c'est par ce mécanisme que se produit le phénomène, quoique le fait ne repose pas encore sur l'évidence nécropsique.

Toutes les lésions citées plus haut prennent naissance dans les structures adventices (adné-vrales) ; elles sont primitivement des affections « adnévrales ». Il y a cependant de nombreuses raisons qui indiquent (d) que les affections qui prennent naissance dans les éléments nerveux etdans la névroglie, affections primitivement « névrales » et dont le caractère est d'être plus ou moins dégénératives, peuvent être un effet tardif de la syphilis.

Je crois avec Fournier, Vulpian et Erb que, dans la majorité des cas d'ataxie locomotrice, c'est-à-dire, de sclérose postérieure primitive, il y a une histoire de syphilis.

La dégénérescence des cornes antérieures (atrophie musculaire progressive) se produit quelquefois après la syphilis constitutionnelle ; il en est de même des symptômes associés à la sclérose des colonnes latérales. De plus, j'ai vu la myélite chronique disséminée (démontrée par l'autopsie) faire suite à la syphilis constitutionnelle, dans des conditions qui offraientla plus forte évidence d'une relation de cause à effet. Et la même chose a été observée par Julliard et Pierret. Dans ces cas d'affections dégénératives névrales, il ne paraît pas, autant que nous en puissions juger, que le processus anatomique diffère de celui qui se produit dans les cas reconnaissant d'autres causes ; il est possible que la relation avec la syphilis, quoique effectuée, ne soit pas directe.

Qu'il me soit permis de vous faire remarquer, quoique ce ne soit pas strictement un fait d'étiologie, que l'effet du traitement offre souvent une corroboration importante du diagnostic de l'affection syphilitique. Si les symptômes que nous croyons devoir attribuer à la syphilis s'amendent rapidement sous l'emploi de l'iodure de potassium ou du mercure, le diagnostic est fortement appuyé. (1)

Mais le contraire n'est pas également vrai. Une affection ayant la syphilis pour cause peut ne pas être améliorée par le traitement spécifique. Rappelons-nous que, quant à ce qui concerne (*a*), (*b*) et (*c*), l'affection adnévrale syphylitique provoque dans le tissu nerveux des modifications, ramollissement, dégénération, etc , qui ne sont en aucune manière syphilitiques, mais qui sont semblables aux modifications qui résulteraient d'une autre affection adnévrale quelconque.

Dans certaines conditions (intensité, durée, etc.), la réparation du tissu nerveux peut être impossible même dans le cas où l'affection syphilitique adnévrale aurait entièrement disparu. De plus, les affections de la classe (*d*) ne profitent guère au traitement anti-syphilitique, excepté à leur première période.

Les *causes occasionnelles* des affections de la moelle épinière offrent quelquefois des indications pour le diagnostic. L'exposition au froid peut causer des symptômes aigus, dus ordinairement au ramollis-

(1) Pourvu, toutefois, que les symptômes ne soient pas de ceux qui tendent à s'amoindrir spontanément. Je ne fais pas mention de cette exception dans le texte, parce que, quelle qu'en soit l'importance, elle s'applique moins aux affections syphilitiques de la moelle épinière qu'à celles du cerveau.

sement inflammatoire — quelquefois en foyer,
quelquefois diffus ; et accompagnés dans ce dernier cas par des symptômes de méningite. Le froid
peut aussi être une cause d'hémorrhagie. Il a surtout de l'influence chez les femmes pendant la
période menstruelle. Des refroidissements répétés
peuvent amener la dégénérescence, surtout dans la
substance grise.

Des affections aiguës spécifiques, telles que la
fièvre typhoïde, sont quelquefois suivies par des
symptômes spinaux dus à des modifications de nature probablement inflammatoire subaiguë. Il est
assez fréquent de voir un malade souffrir pendant
longtemps après une fièvre typhoïde, de faiblesse
dans les jambes ; et quelquefois pendant le cours
de la fièvre des symptômes aigus, tels que ceux de
la myélite des cornes antérieures, peuvent se développer.

Les excès sexuels sont une cause plus commune
de faiblesse fonctionnelle passagère que d'affection
organique.

Les influences traumatiques sont fréquemment
des causes d'affection de la moelle. La moelle peut
être directement comprimée et endommagée par
le déplacement ou par la fracture des vertèbres, ou
bien une forte contusion peut être suivie de paralysie lente dans l'intervalle de quelques jours ou
de quelques semaines. Dans un cas semblable, j'ai
trouvé à l'autopsie de nombreux et minuscules
foyers d'inflammation chronique, très abondants
dans la substance grise. Quelquefois un intervalle
encore plus considérable se passe entre la blessure
et la paralysie. Dans ces cas, une tumeur ou
une plaque de sclérose paraît avoir été provoquée
par la blessure, quoique des années puissent s'écou-
ler avant que les symptômes atteignent un degré
d'intensité avancé (1).

(1) Un exemple instructif de la manière par laquelle les
résultats d'une blessure de la tête peuvent provoquer des

Tels sont donc les principaux faits étiologiques qui, en connexion avec le mode de début et la distribution de l'affection nous permettent de formuler une opinion concernant la nature de la lésion.

En résumé : dans l'examen d'un cas d'affection de la moelle épinière, il faudrait, d'une manière succincte, s'y prendre comme il suit : — Essayer d'abord de localiser le siège exact de la lésion : voir jusqu'à quel point les différentes fonctions conductrices de la moelle sont entravées et quel est le niveau le plus élevé de cette entrave ; déterminer ensuite la condition des fonctions centrales, particulièrement de la nutrition et de l'irritabilité musculaire, et de l'action réflexe, en premier lieu au point situé au-dessous du niveau où la conduction est lésée, en second lieu au niveau supposé de la lésion : de cette façon, vous pouvez, sans trop de difficulté déduire l'étendue transverse et verticale de la lésion. On s'applique ensuite à déterminer sa nature en considérant — premièrement, comment les symptômes ont fait leur apparition et comment ils se sont développés ; secondement, laquelle de ces lésions ayant ce mode de début et ce développement se produit dans la région affectée ; et troisièmement, quelles sont les lésions produites par la cause ou les causes auxquelles on attribue l'affection présente.

Ce *modus operandi* peut paraître quelque peu laborieux, et, sans doute, un observateur expérimenté n'a pas besoin de passer consciemment par toutes ses phases. Mais, dans la plupart des cas, s'il désire éviter l'erreur, il le parcourt inconsciemment ; il vaut mieux, pour agir avec sûreté, n'en passer aucun point. C'est ainsi que nous pouvons, dans presque tous les cas, arriver à un diagnostic exact du siège de l'affection et dans un grand

tumeurs et une lésion artérielle, et, des années plus tard, des symptômes aigus et chroniques se trouve rapporté dans « *Medical Ophthalmoscopy* », de l'auteur. (Cas 4 p. 248.)

nombre de cas au diagnostic de sa nature. Il y a cependant certains cas avec lesquels le diagnostic de la nature de la lésion ne peut être qu'approché, quoiqu'on puisse toujours le limiter à une ou deux possibilités.

Affections fonctionnelles. — Nous pouvons maintenant comprendre les principes du diagnostic des affections « fonctionnelles » de la moelle. Ces principes se divisent en deux classes : Dans l'une, les symptômes sont limités aux fonctions qui dépendent de la volonté — au sentiment ; il y a perte de pouvoir volontaire ou perte de sensation, mais il n'y a pas d'indication objective de gêne dans les fonctions de la moelle ; la nutrition et les actions réflexes sont normales. Ce sont les cas de paralysie « hystérique », « émotionnelle » ou « idéale », et plutôt des affections fonctionnelles de cette partie du cerveau qui prend part aux mouvements ou aux sensations dans les membres que des affections fonctionnelles de la moelle. Elles se distinguent (1) par l'absence de tous signes d'altération dans les fonctions de la moelle comme organe central ; (2) par la manière dont elles s'installent, souvent soudaine, ou succédant à des symptômes passagers de même nature ; (3) par leur apparition chez des individus qui présentent d'autres symptômes « d'hystérie » et qui sont de l'âge et du sexe chez lequel ces symptômes sont communs (de jeunes femmes, de jeunes filles, des garçons); (4) par leur recrudescence quand l'attention y est appelée directement, et leur atténuation quand on ne s'en occupe pas, ou quand on met en usage un traitement qui produit une forte impression sur les centres psychiques.

Par exemple, une personne, sœur de charité, après avoir tenu le lit pendant quelque temps pour un déplacement utérin, s'aperçut qu'elle ne pouvait se tenir debout. Tous signes de dérangement fonc-

onnel de la moelle comme organe central faisaient défaut. Après une recherche prolongée [pour
découvrir la perte de sensibilité, on trouva un
endroit anesthésié sur la cuisse droite. Le jour suivant, il y avait une augmentation considérable
dans l'étendue du champ d'anesthésie, sans augmentation dans les symptômes moteurs. Je con-
seillai à la malade de se lever sans égard à sa faiblesse, et je fus d'avis que l'on devait s'abstenir
de nouvelles recherches quant à la sensibilité.
Dans l'espace d'une semaine elle se rétablit. Je
ne doute pas qu'avec des examens répétés, on
n'ait pu la conserver anesthésique pendant des
mois, puis la guérir par l'usage d'aimants ou de
métaux.

Dans un second cas, une petite fille de onze ans devint tout à coup paraplégique et fut portée le jour
suivant à la consultation de l'hôpital par sa sœur. On
ne constatait aucun symptôme de lésion des fonctions centrales de la moelle ou de la sensation. Elle
était connue comme « hystérique », ayant déjà été
en traitement pour de fortes attaques d'hystero-
épilepsie. On soumit ses jambes au courant faradique, et la jeune malade put, sans difficultés,
retourner à pied chez elle, à une distance d'au
moins trois milles anglais de l'hôpital.

Mais, comme je l'ai déjà dit — et ce point est
assez important pour qu'on me permette de le répé-
ter — il faut être sûr qu'il n'y a pas de symptômes de lésion organique avant de considérer l'affection comme de nature purement hystérique. Non
seulement, les symptômes d'hystérie, se montrent
chez des sujets atteints d'affections organiques,
mais encore il n'est pas rare qu'une affection organique légère coïncide avec l'hystérie et en détermine la direction tout comme dans l'hypochondrie,
une affection réelle et légère dans quelque organe
détermine souvent d'autres symptômes qui, dans
un certain sens, ne sont pas réels.

La seconde classe d'affections fonctionnelles consiste dans le dérangement passager dans les fonctions de la moelle elle-même. La distinction entre un tel dérangement et une affection organique peut être des plus difficiles, et n'a probablement aucune base réelle en pathologie. Les changements qui, chez un malade, sont passagers peuvent, chez un autre, rester permanents.

Il faut, pour le diagnostic, nous en remettre au peu d'acuité et au caractère variable des symptômes, et à l'existence de certaines conditions reconnues comme une cause de tels symptômes. Les influences qui avaient provoqué les cas que j'ai vus étaient surtout l'alcool, la goutte, et les excès sexuels. Très souvent il y a absence complète des signes de lésions dans les fonctions centrales, et alors nous pouvons être plus affirmatifs. Souvent, cependant, dans ces cas, il faut nous contenter d'attendre quelque temps avant d'exprimer une opinion positive.

On remarquera que je n'ai parlé ni « d'anémie de la moelle », ni « d'hypérémie de la moelle », ni de « paralysie réflexe ». Dans les descriptions courantes des symptômes de ces divers états, je ne peux m'empêcher de penser qu'une imagination scientifique vivace a contribué dans une plus grande étendue que n'a fait la simple observation. La seule connaissance pratique que l'on ait des effets de l'anémie et de l'hypérémie de la moelle, c'est que ces affections peuvent causer des désordres des structures sensorielles, désordres qui se révèlent sous forme de fourmillements, sensations de piqûres d'épingles et d'aiguilles, etc., et peut-être aussi par de la gêne dans la conduction motrice. Un grand nombre de praticiens en Angleterre et à l'étranger doutent de l'existence de l'état décrit sous le nom de « paralysie réflexe », c'est-à-dire d'une paralysie qui serait due à l'effet de quelque irritation périphérique sur les centres nerveux, effet disparaissant avec la disparition de la cause. Je n'ai jamais vu de cas qui me parût distinctement de cette nature; et quoique notre connaissance moderne des divers phénomènes de l'*inhibition* et des actions réflexes rende une paralysie de cette nature assez probable *à priori*, il est certain que cette théorie a été très souvent appliquée à faux.

Méningite spinale. — Nous avions pour objet, dans cette leçon, d'appliquer les principes du diagnostic des maladies de la moelle proprement dite. Mais il sera bon de faire une courte allusion au diagnostic de la méningite spinale. Je parlerai peu de la méningite aiguë. Les symptômes aigus, les douleurs spinales et les spasmes douloureux sont bien connus. La méningite spinale chronique, cependant, est une affection à propos de laquelle l'opinion courante a singulièrement changé depuis quinze ans. Un grand nombre de symptômes qui étaient rapportés à la méningite chronique sont reconnus aujourd'hui comme n'ayant rien à faire avec cet état pathologique. J'ai dit que les symptômes de spasme chronique, « paraplégie spasmodique », lui étaient attribués. Mais nous savons maintenant que ces derniers soient dus à des altérations de la moelle, indépendamment de toute méningite. Les seuls symptômes ordinairement dus à cet état sont ceux qui résultent de l'implication des racines nerveuses dans leur passage à travers les membranes malades. Les racines se trouvent irritées par l'inflammation adjacente. Les méninges s'épaississent souvent et par cet épaississement, les racines nerveuses sont souvent fortement endommagées. L'irritation affecte d'abord les racines sensorielles, occasionnant des douleurs excentriques et de l'hyperesthésie, à quoi s'ajoutent souvent çà et là des champs d'anesthésie dus à la lésion plus considérable de quelques racines nerveuses. Les affections des racines motrices donnent naissance à des symptômes

semblables à ceux causés par les affections des cornes
antérieures, mais ces symptômes sont irréguliers
dans leur distribution. Les fibres nerveuses motrices périphériques, séparées de leurs cellules motrices dégénèrent, et les fibres musculaires perdent
de leur volume, et présentent des réactions élec-
triques variant selon la rapidité du processus morbide. Quelquefois la nutrition de la peau souffre.
De plus, on trouve souvent de la douleur dans la
région dorsale entre les régions lombaire et cervicale, douleur quelquefois intense entre les deux
épaules.

Les principaux états avec lesquels la méningite
spinale chronique peut être confondue sont la
sclérose postérieure (ataxie locomotrice) dans
laquelle les racines nerveuses sensorielles sont
intéressées et la dégénérescence des cornes antérieures (atrophie musculaire progressive). On la
distingue du premier état, par l'absence d'ataxie, du
second par la distribution irrégulière des symptômes, et des deux par l'existence de l'hyperesthésie, des champs circonscrits d'anesthésie, et des
douleurs spinales étendues. Il faut se souvenir que
l'inflammation affecte souvent la substance de la
moelle aussi bien que les méninges, que la moelle
peut être comprimée par les membranes épaissies,
et qu'ainsi des symptômes mixtes peuvent se montrer.

Un mot au sujet de la nomenclature des affections de la moelle épinière. Si nous voulons avoir
des idées nettes, il est essentiel, partout où cela se
peut, de nous servir de termes pathologiques à la
fois simples et descriptifs. Pour obtenir ces termes,
il faut éviter l'erreur trop commune, qui tend à
faire adopter des noms d'une brièveté extrême. Des
termes dont la signification est claire, doivent, quoique plus longs, être préférés à des expressions plus
courtes dont la signification est obscure. Nous
associons volontiers des noms courts et obscurs

avec l'idée d'affections définies. Mais si nous voulons posséder et exprimer des idées exactes des affections de la moelle épinière, il faut nous efforcer de substituer l'idée des processus morbides en place de celle des affections définies.

Nous avons sous la main un système de terminologie simple et commode. On trouve dans la moelle épinière les deux cornes de substance grise et les trois colonnes latérale, antérieure, et postérieure. Dans chacune de ces situations, les différents processus morbides que nous avons décrits peuvent se développer, et nous n'avons qu'à combiner les termes indiquant la place et la lésion pour posséder un système de terminologie déjà en partie en usage et qui suffira complètement pour les besoins du moment. Ainsi la myélite, l'hémorrhagie, la sclérose, la dégénérescence, ou une tumeur, peuvent se développer soit dans les colonnes, soit dans les cornes. Nous pouvons avoir, par exemple, une « myélite des cornes antérieures », ou, pour abréger (puisque nous ne pouvons pas encore diagnostiquer les affections des cornes postérieures), une « myélite cornuelle » ; nous pouvons encore avoir une dégénérescence cornuelle.

Pour la myélite cornuelle antérieure, le terme de « tephro-myélite » a été proposé par Charcot, et celui de « polio-myélite antérieure » par Kussmaul. Ce dernier terme devient usité, mais sa signification est de beaucoup moins claire que celle de « myélite cornuelle », Je me suis servi pour toute cette leçon de la nomenclature la plus simple, et elle a probablement été facilement comprise, quoique n'étant pas accompagnée d'explications.

V. — Exemples de diagnostics.

Les exemples suivants peuvent rendre l'application des méthodes de diagnostic plus claire. Prenons d'abord deux cas dans lesquels le diagnostic

pathololologique ne présentait aucune difficulté;
c'étaient deux cas de fractures des vertèbres, avec
paralysie complète des jambes, se montrant immédiatement après l'accident, et indiquant une lésion
directe de la moelle produite par l'os déplacé.

(1) Dans l'un des cas, celui d'un marin, il n'y
avait pas d'irrégularité des apophyses épineuses
qui pût servir de guide pour établir le siège de la
lésion; mais cette dernière se trouvait suffisamment établie par les symptômes. Les jambes étaient
complètement paralysées, et tous les muscles, au
moment où le malade se soumit à notre observation
quelques mois après l'accident, étaient considérablement atrophiés; l'irritabilité faradique n'existait
plus, ceci était la preuve de la dégénérescence complète des nerfs moteurs prenant naissance au renflement lombaire. Des escharres s'étaient formées
sur les jambes et au sacrum, indiquant une lésion
des nerfs qui influent sur la nutrition de la peau.
La sensation, qui était d'abord perdue, revint plus
tard sous forme d'hyperesthésie — suggérant une
lésion initiale, puis une guérison partielle des nerfs
ou des trajets nerveux conduisant la sensation. Les
sphincters étaient impuissants, et leur état mar-
quait une lésion de leur centre ou leur séparation
de ces centres dans la moelle. D'après ces symptômes, nous dûmes admettre une lésion par compression de la partie inférieure du renflement lombaire et des nerfs qui la traversent. Mais quel était
l'état de la région dorsale de la moelle? La sensation au-dessus du pli de l'aine était normale, mais
ceci n'exclut pas un léger endommagemement à la
moelle, puisqu'une lésion de la sensation causée
par une affection légère peut disparaître rapidement. Ce furent ici les réflexes superficiels au tronc
qui nous vinrent en aide. Nous trouvâmes le
réflexe épigastrique parfaitement naturels de chaque côté, et le réflexe abdominal même à la partie inférieure de l'abdomen. Cependant le réflexe

crémastérique, actif du côté droit, n'existait pas du
côté gauche; il était évident que la moelle était
saine dans sa partie dorsale et que la lésion com-
mençait au niveau du premièr nerf lombaire,
où les arcs réflexes se trouvaient lésés à gauche
et à l'état normal à droite; la lésion au-dessous de
ce point était considérable. Le malade succomba, et
l'autopsie révéla l'exactitude au diagnostic. La
moelle dorsale était indemne ainsi que la plus
grande partie du renflement lombaire; mais sa
partie inférieure était fendue en deux par une
fracture, avec déplacement de la première vertèbre
lombaire, qui comprimait aussi les racines nerveuses. L'examen au microscope montra aussi que
la moelle était atteinte, quoique d'une façon moins
apparente, jusqu'à la partie supérieure du renflement lombaire.

(2) L'autre cas est celui d'une jeune fille, présen-
tement à l'hôpital du « University College » dans le
service de M. Heath. Elle fit une chute du toit
d'une maison et une paralysie en fut la conséquence
immédiate. On voyait des symptômes de lésions
aux os au niveau de la dixième vertèbre dorsale.
Les jambes étaient complètement paralysées; il n'y
avait que peu d'amaigrissement; l'irritabilité des
muscles sous l'influence de la faradisation était
conservée, mais un peu amoindrie; l'action réflexe
persistait. On admit donc qu'il n'y avait pas dégénérescence des nerfs moteurs, que la corne lombaire antérieure n'était pas endommagée directement, que les arcs réflexes étaient intactes; en
un mot que la lésion de la moelle se trouvait
au-dessus du renflement lombaire. Il y avait
perte de sensation à la douleur dans les jambes,
la sensation du toucher était parfaite. Nous en
déduisîmes que la destruction de la moelle était
incomplète. Cette perte de sensation à la douleur
s'étendait jusqu'à l'épigastre, — preuve évidente de
lésion de la moelle jusqu'au niveau de la huitième

vertèbre dorsale. Ceci était encore corroboré par
l'état des réflexes superficiels du tronc : Le réflexe
abdominal était perdu de chaque côté; le réflexe
épigastrique perdu du côté droit, existait encore
à gauche, indiquant ainsi nettement le niveau le
plus élevé de la lésion. Il y avait donc des preuves
de lésion de la moelle depuis l'origine de la huitième paire de nerfs dorsaux jusqu'à celle de la
onzième paire, mais les symptômes n'indiquaient
pas si la lésion était la même dans toute cette
région. Cette indication nous fut fournie toutefois
par l'examen de l'irritabilité électrique des muscles
abdominaux. Au-dessus de l'ombilic l'irritabilité
était normale ; au-dessous elle avait disparu — c'est-
à-dire, les fibres motrices de la neuvième partie
n'étaient pas dégénérées, leurs cornes antérieures
n'étaient pas lésées; les fibres de la dixième paire
et peut-être celles de la onzième étaient dégénérées
et les cornes correspondantes probablement endommagées. Comme le renflement lombaire n'était pas
lésé directement, nous pûmes limiter avec précision
à l'origine de la dixième paire ou de la dixième et
de la onzième paire, la lésion considérable faite à la
moelle. La perte du réflexe épigastrique du côté
droit indiquait que la lésion était plus forte de ce
côté qu'à gauche. La marche ultérieure de ce cas
démontra l'importance de ces indications. Un mois
plus tard, le réflexe épigastrique était revenu du
côté droit, annonçant un commencement de guérison dans la partie supérieure de la région lésée.
Quelques semaines plus tard, elle put mouvoir la
jambe gauche, mais l'action réflexe superficielle et
profonde dans les jambes devint excessive. Aujour-
d'hui, quatre mois après l'accident, les réflexes
abdominaux commencent à se rétablir; un léger
réflexe s'obtient juste au-dessus de l'aine et au-
dessus de l'ombilic; il n'y en a pas à l'ombilic
même ni au-dessous. Dans ces deux cas, les indications fournies par les réflexes au tronc furent des
plus importantes.

(3) Un homme âgé de 28 ans, souffrait de faiblesse dans les jambes depuis plus de deux ans. Il
pouvait marcher, mais en s'appuyant sur deux
cannes. Les bras étaient indemnes. Il pouvait fléchir la cuisse sur le corps et étendre le genou,
mais il lui était impossible de fléchir le genou et à
peine les chevilles. La jambe droite était la plus
faible. Les jambes n'avaient pas perdu d'embon-
point. A son entrée dans la chambre, on put remarquer le spasme clonique du pied qui se produisait au moment où les muscles du mollet en-
traient en jeu, et nous trouvâmes que le clonus du
pied s'obtenait par la plus légère pression sur
la plante. Une légère impression périphérique
provoquait des spasmes rigides suivis de contractions cloniques à mesure que les spasmes dimi-
nuaient (épilepsie spinale, voyez p. 59). Ainsi
la perte de puissance indiquait une interruption du
trajet moteur en un point au-dessous du renflement cervical. La conservation des réflexes profonds, et l'absence d'atrophie dans les jambes,
indiquaient l'intégrité des arcs réflexes lombaires
et de la substance grise, et l'intensité de ces réflexes annonçait l'excitation des centres réflexes
telle qu'on la trouve dans la dégénérescence des
colonnes latérales.

Il fallait ensuite rechercher la preuve de lésions
dépassant le trajet moteur. On la trouvait dans le
fait que la sensation à la douleur dans les jambes
était pervertie; la douleur causée par une piqûre
se faisait sentir, mais d'une manière anormale. La
sensation du toucher était normale. Il était évident
que le trajet sensoriel était légèrement gêné dans
quelque point de son parcours. Ce fait était encore
indiqué par une sensation de constriction autour
de l'abdomen. Ces deux symptômes indiquaient
une lésion dépassant les trajets moteurs, c'est-à-
dire, une lésion de foyer, et le fait que la sensation
de constriction se trouvait à la partie inférieure de

l'abdomen rendait probable la localisation de la lésion dans la partie inférieure de la région dorsale. On examina ensuite les réflexes superficiels du tronc. Du côté gauche, le réflexe épigastrique et le réflexe abdominal au-dessus de l'ombilic étaient très actifs. Au-dessous du niveau de l'ombilic le réflexe abdominal était diminué de beaucoup, et ne s'obtenait plus du tout entre l'ombilic et l'aine. Près du ligament de Poupart, on le provoquait de nouveau, et l'impression causait ici la flexion réflexe de la hanche. En arrière, le réflexe dorsal gauche était actif, le réflexe lombaire était perdu. Toutefois, du côté droit, le réflexe abdominal était très léger, et le réflexe épigastrique ne pouvait pas être provoqué (quoique très actif à gauche), on n'obtenait non plus ni réflexe dorsal, ni réflexe lombaire. Ainsi les phénomènes réflexes indiquaient une petite lésion à gauche, au niveau de l'origine du onzième nerf dorsal, et à droite, la perte plus étendue indiquait une lésion également plus considérable dans la moitié droite de la partie inférieure de la moelle dorsale, et correspondant à la plus grande faiblesse de la jambe droite. Cette atfection des réflexes à gauche correspondait en position à la bande constrictive autour de la partie inférieure de l'abdomen. Quelle était la nature de la lésion? Son début avait été lent; elle avait commencé par une sensation d' « engourdissement », suivie, huit mois plus tard, par de l'affaiblissement. Cette extrême lenteur indiquait un processus de dégénérescence — probablement une « sclérose ». Il n'y avait pas d'affection osseuse, pas d'antécédents syphilitiques; mais le malade s'était exposé à l'humidité deux mois avant le début de son affection et nous avons vu quelquefois des dégénérescences dépendre du froid.

(4) Le malade est un homme de 48 ans qui se présente pour un affaiblissement de la jambe droite,

dont il se plaint surtout quand il exécute des mouvements avec le pied. Le bras correspondant n'est
pas affecté. Il y avait donc lésion du trajet moteur
conducteur du côté droit (colonne latérale) en un
point situé au-dessous du renflement cervical. La
sensation était intacte, il n'y avait donc rien dans
le tractus sensoriel. La nutrition des jambes était
bonne; les réflexes plantaires rapides et égaux; le
réflexe tendineux excessif de chaque côté; on obtenait aussi de chaque côté le clonus du pied
et la contraction sous l'influence des chocs frappés
sur la partie antérieure des jambes. Les arcs
réflexes et la substance grise en la plus grande
partie du renflement lombaire étaient donc indemnes; l'excès indiquait qu'il y avait probablement de la sclérose latérale descendant d'une lésion
située plus haut et que cette lésion existait à gauche
et à droite. De plus on devait évidemment la localiser dans la partie dorsale de la moelle. Pour
affirmer son siège exact les réflexes superficiels
situés au-dessus furent examinés. Le réflexe crémastérique net du côté gauche ne pouvait pas être
provoqué à droite. Les réflexes abdominaux normaux à gauche ne s'obtenaient à droite que juste
au-dessous du rebord des côtes. Le réflexe épigastrique provoqué du côté du thorax était net de
chaque côté et s'obtenait aussi facilement à droite
qu'à gauche. Il était donc évident, d'après la lésion
des arcs réflexes, que la moelle était atteinte
au côté droit depuis le huitième nerf dorsal jusqu'au premier nerf lombaire. L'excès des réflexes
profondes dans la jambe droite faisait croire que
le désordre intéressait légèrement la moitié gauche
de la moelle de manière à amener un peu de dégénérescence descendante, quoique'il n'y eût pas de
perte des réflexes superficiels. Il est possible,
cependant, que la dégénérescence descendante dans
la partie gauche du renflement lombaire ait été due
à la lésion des fibres du tractus pyramidal direct

antérieur à droite, avant leur décussation du côté
gauche. Tel était le diagnostic anatomique. L'affection s'était établie d'une façon aiguë. Neuf heures
après les premiers symptômes la jambe était im-
puissante, et il se passa cinq mois avant qu'elle se
remît. Le début « aigu » indique ou une lésion
vasculaire ou une inflammation. L'étiologie était
obscure. Cet homme rapportait tous ses symptômes
à un violent effort qu'il avait fait trois jours auparavant, ce qui lui occasionnait aussi, disait-il, « de
l'ulcération des boyaux ». La grande étendue de
la lésion du côté droit de la moelle indique la pro-
babilité d'une myélite, à un degré peu élevé, quoique aiguë dans son début, plutôt que d'une hémorrhagie :

(5) Un jeune homme de vingt-deux ans se présente
avec de l'affaiblissement, de l'amaigrissement et de
la difformité de l'avant-bras gauche. Les muscles
de l'épaule étaient normaux. Les muscles du bras
étaient plutôt plus petits que ceux du côté droit;
ils étaient cependant assez bien développés et nour-
ris. Les muscles de l'avant-bras étaient dans un
état d'atrophie avancé à l'exception de l'extenseur radial du poignet; les muscles du pouce
et du petit doigt étaient aussi très amaigris;
les interosseux ne l'étaient que peu. Les muscles
atrophiés avaient perdu leur sensibilité à l'électri-
sation voltaïque et faradique, et, cet état étant déjà
ancien, on peut croire que les fibres musculaires
étaient entièrement dégénérées. La sensation était
parfaite. La jambe de ce côté n'était pas aussi forte
que l'autre; la nutrition était normale; les réflexes
profonds, excessifs dans chaque jambe; et le clonus
du pied, de même que les contractions provoqués par
la percussion antérieure, s'obtenaient facilement.
Nous avions donc, à en juger d'après l'atrophie musculaire, une lésion limitée à la corne antérieure
gauche et dans la partie inférieure du renflement
cervical; la diminution des forces dans la jambe

indiquait un dommage peu étendu dans le trajet moteur pour ce membre; et l'excès des réflexes profonds était une preuve de dégénérescence dans les tractus pyramidaux descendant de plus haut.

Quelle était la nature de la lésion? son début avait été soudain, il y a 9 ans. Un matin le malade sentit tout à coup une douleur à la partie postérieure du cou, puis il vit ses bras et ses jambes s'affaiblir, et cet affaiblissement augmenta si rapidement qu'en une demi-heure, il devint incapable de remuer aucun des membres, sans toutefois noter aucune diminution dans la sensation. Pendant trois semaines cet état persista; le bras droit commença à regagner un peu de force, puis la jambe droite, ensuite la jambe gauche, de sorte que deux mois plus tard, il marchait. L'atrophie dans les muscles du bras gauche se fit très rapidement. Il n'y avait pas d'indications étiologiques. Nous avions donc une lésion à début soudain, et par conséquent primitivement vasculaire — thrombose ou hémorrhagie — affectant d'abord une vaste étendue transverse de la moelle et gênant toutes ses fonctions au point lésé, à l'exception de la conduction de la sensation. La portion légèrement atteinte se rémit rapidement, mais il resta une étendue fortement lésée dans la corne antérieure gauche et une lésion moindre dans le tractus adjacent conduisant à la jambe. Le foyer de l'affection était sans doute le siège de la lésion primitive; c'était probablement une extravasation locale gênant le côté opposé de la moelle par la pression qu'elle exerçait.

(6) Le cas suivant est un peu compliqué dans ses indications, mais il est instructif comme exemple de diagnostic de méningite chronique. Je dois au docteur Russell de Birmingham d'avoir pu voir ce malade.

Un homme âgé de 47 ans se plaint d'affaiblisse-

ment des jambes, affaiblissement que l'on trouve .
à l'examen, distribué irrégulièrement.

Les muscles qui font mouvoir la hanche étaient
en bon état de chaque côté. Les fléchisseurs et les
extenseurs du genou étaient forts à droite, mais très
faibles à gauche. Les fléchisseurs de la cheville du
côté gauche étaient un peu faibles, à droite ils étaient
impuissants. Les extenseurs du cou-de-pied faibles
de chaque côté, plus faibles cependant à droite qu'à
gauche. Les muscles étaient atrophiés et avaient
perdu leur irritabilité à l'excitation faradique en
proportion de leur faiblesse ; l'irritabilité à l'excitation voltaïque était conservée ; l'amaigrissement
était le plus considérable dans les extenseurs du
genou gauche et dans les fléchisseurs de la cheville
droite. Dans ces derniers, l'irritabilité faradique
avait disparu. La sensation était normale excepté
en un point à la partie antérieure de la jambe
gauche où elle n'existait absolument plus, ni au
toucher ni à la douleur. Action réflexe : plantaire
normale ; pas de clonus de la chevillle ; le phénomène du genou s'obtient légèrement à droite, il
est absent à gauche.

Les modifications dans la nutrition et dans l'irritabilité électrique indiquent une lésion dans les
cornes antérieures, ou dans les nerfs moteurs qui
y prennent leur origine. Ceci explique aussi la gêne
dans le phéuomène du genou. L'affaiblissement
était en proportion de l'atrophie ; il n'y avait donc
pas à rechercher d'autres lésions que celles gênant
la nutrition, et le diagnostic devait se faire entre
une affection primitive localisée dans les cornes et
entre une lésion des racines nerveuses par des
modifications survenues dans les méninges. Le
plaque d'anesthésie à la jambe gauche plaidait en
faveur de la dernière opinion. Il est rare qu'une
affection des cornes antérieures trouble la sensation.

On rechercha le mode de début des symptômes,

leur succession et leur rapidité, afin d'en déduire
le siège et la nature de l'affection. Les premiers
symptômes avaient commencé neuf mois auparavant, et étaient sensoriels; douleurs vagues dans
la jambe gauche, accompagnées de douleurs fulgurantes, soit dans le gros orteil, soit dans le mollet,
mais toujours limitées à la jambe gauche; ces
douleurs continuèrent pendant deux mois, et pendant ce temps, la jambe devint de plus en plus faible. Après cela, des douleurs semblables se décla-
rèrent dans la jambe droite qui, à son tour, devint
faible.

Les douleurs fulgurantes sont ordinairement
causées par l'irritation des racines nerveuses sensorielles; elles sont semblables à celles que l'on rencontre dans l'ataxie locomotrice et sont presque inconnues dans les affections des cornes antérieures. Ces
douleurs, jointes à la plaque d'anesthésie rendaient
fort problable l'existence de la lésion en dehors de
la moelle — c'est-à-dire, dans les méninges. — Il y
avait méningite chronique avec épaississement; les
racines nerveuses étaient irrégulièrement affectées
par l'irritation et la compression. Nous recherchâ-
mes avec soin si quelques symptômes sur le tronc,
pouvaient nous éclairer encore, et le malade nous
apprit qu'il avait eu des douleurs fulgurantes au
niveau du creux épigastrique accompagnées d'une
sensation de constriction unilatérale. On découvrit
un peu d'hyperesthésie locale, mais pas d'anesthésie. Ceci indiquait aussi de l'irritation localisée
dans les racines nerveuses postérieures, de même
que de l'irritation distribuée irrégulièrement dans
les méninges.

On rechercha ensuite les influences étiologiques,
sans pouvoir découvrir d'autres causes immédiates,
autres qu'un état de santé générale mauvais. La
pachyméningite chronique , dans la plupart des
cas, trouve sa cause dans les affections osseuses ou
dans la syphilis. Il ne paraissait pas y avoir d'affec-

tions osseuses, mais le malade avait eu un chancre vingt ans auparavant.

Les symptômes moteurs indiquaient donc une lésion des cornes ou des méninges ; les symptômes sensoriels faisaient incliner fortement vers la dernière opinion et des conditions étiologiques s'y rapportaient aussi. (Il y avait eu du sucre dans les urines ; ce point tout en rendant le pronostic plus grave, n'avait point de relation apparente avec le cas.)

Le malade avait pris de l'iodure de potassium pendant quelque temps, mais sans amélioration. Ceci, cependant, ne prouvait rien contre le diagnostic, pour les raisons suivantes : la modification, dans les méninges, quoique probablement syphilitique, avait lésé les nerfs, lesquels, atteints de dégénérescence descendante, avaient amené des modifications secondaires dans les muscles. La disparition des modifications syphilitiques dans les membranes n'aurait pas comme conséquence immédiate la restauration des nerfs. La régénération de ces derniers, si elle était encore possible, serait nécessairement une affaire de temps, de plus de temps, peut-être, qu'il ne lui avait été accordé jusque-là. Il fut donc recommandé au malade de persévérer dans l'usage de l'iodure, auquel fut adjoint le mercure ; de plus, il devait continuer l'application d'une batterie voltaïque aux muscles. Un mois plus tard, la cuisse gauche était plus forte, d'une manière distincte quoique encore peu marquée. Je ne le revis plus, mais le docteur Russell qui le rencontra un an plus tard, eut la bonté de m'informer que cet homme se déclarait et paraissait en effet, entièrement rétabli. Le résultat est donc une confirmation complète du diagnostic.

Messieurs, — connaître notre ennemi, est, sinon « la moitié au combat, » au moins sa partie la plus importante. Comprendre l'affection que nous avons à traiter n'a qu'une importance secondaire si nous

comparons cette importance avec le traitement à y
appliquer. L'avancement réel dans la science thé-
rapeutique ne se fait que lentement. La génération
présente a cependant été témoin de progrès importants, et d'augmentation encore plus considérable dans nos connaissances de la nature des affections et dans nos moyens de diagnostic précis. Je
m'estimerai heureux, si le développement que j'ai
essayé de donner à une branche du diagnostic peut
aider quelqu'un de vous dans votre tâche quoti-
dienne, en vous rendant ce problème des affections
de la moelle épinière; sinon plus simple, moins
obscur.

DESCRIPTION DE LA PLANCHE.

Les figures représentent quelques-unes des lésions
les plus importantes de la moelle épinière. Quoique
semi-schématique, elles ont été, à part une exception, faites d'après des coupes sur le sujet.
L'exception est la figure 2, faite d'après Charcot.
Il est bon de dire, pour ceux qui ne sont point
familiarisés avec les examens microscopiques des
centres nerveux, que, quand une coupe de la moelle
épinière est colorée avec du carmin, la teinte que
prennent ses différentes parties varie, et donne
d'importantes indications. La substance grise prend
une teinte plus intense que la substance blanche,
et les cellules nerveuses paraissent plus foncées
que la substance grise intercellulaire. Cette dernière
prend l'apparence d'un H coloré en rose au milieu
duquel les cellules nerveuses paraissent d'un rouge
beaucoup plus foncé. La substance blanche des
fibres nerveuses ne se colore pas, et quoique les
cylindres-axes prennent la couleur, leur volume
n'est pas suffisant pour colorer beaucoup les colonnes blanches. Le tissu conjonctif cependant se
tache profondément, le bord de la coupe (pie-mère)
est donc d'un rouge foncé, de même que les trabé-

cules de tissu conjonctif qui s'étendent dans a substance blanche. Puisque le processus de la sclérose consiste dans l'atrophie des fibres nerveuses et dans l'augmentation du tissu conjonctif, les champs ainsi affectés se tachent plus ou moins profondément selon l'insensité des modifications dont l'existence et le degré peuvent ainsi devenir évidents même à l'œil nu. La teinte relative des figures est à peu près celle des coupes dont elles ont été copiées et qui toutes avaient été colorées avec du carmin. Les lettres indiquant des parties correspondantes sont les mêmes pour toutes les figures.

Fig. 1. *Dégénérescence descendante unilatérale.* — Section de la moelle épinière, région cervicale, dans un cas d'hémiplégie gauche due à une lésion de l'hémisphère cérébral droit. Les deux tractus pyramidaux sont dégénérés, c'est-à-dire : le petit « tractus pyramidal direct » (*a*), près de la fissure médiane antérieure, au côté droit de la moelle ; et le « tractus pyramidal croisé » (*b*) dans la colonne latérale opposée. On voit que ce tractus dégénéré ne s'étend pas jusqu'à la surface, il se trouve limité par le soi-disant « tractus cérébelleuse » (voyez p. 11).

Fig. 2. *Dégénérescence descendante, bilatérale.* Section de la moelle épinière dans la région dorsale au-dessous d'un point lésé par compression. Dans les deux colonnes latérales, les tractus pyramidaux croisés (*b b*) sont dégénérés. Il n'y a pas dégénérescence dans les tractus directs, qui probablement s'étaient arrêtés (par décussation) au-dessus du niveau de la section, ou qui peut-être n'existaient pas.

Fig. 3. *Dégénérescence ascendante.* — Coupe de la moelle épinière dans la région dorsale ; cas dans lequel l'extrémité inférieure de la moelle fut écrasée par une fracture de la colonne vertébrale. Les colonnes postéro-médianes sont fortement sclérosées (*c*). Les colonnes postéro-externes (*d*) sont libres de sclérose. Les tractus pyramidaux dans les colonnes latérales sont également indemnes de lésions (com-

parez les fig. 2 et 5), mais juste en avant de chacune se trouve un petit espace symétrique légèrement dégénéré (e). (Voyez p. 13.)

Fig. 4. *Sclérose postérieure, ataxie locomotrice.* —
Coupe au niveau des premiers nerfs lombaires.
Les colonnes postérieures sont fortement sclérosées
dans toute leur étendue. Les autres colonnes blanches et les cornes antérieures sont saines.

Fig. 5. *Sclérose de la colonne postéro-externe, (zone
radiculaire postérieure, ataxie locomotrice.)* — (D'après
une coupe préparée par le professeur Pierret, de
Lyon.) — Une épaisse bande de sclérose occupe la
colonne postéro-externe (d) à travers laquelle passent les racines nerveuses postérieures. Les colonnes
postéro-médianes (c) sont libres de sclérose. Les
bandes de sclérose sont étroites, probablement par
suite de la contraction des tissus, puisque d'après
la position du septum limitant, elles paraissent
occuper la largeur entière de cette colonne. Le malade souffrait d'ataxie locomotrice bien marquée.

Fig. 6. *Tumeur syphilitique dans la colonne postérieure.* — Coupe de la moelle épinière, région cervicale, chez un homme qui mourut d'une lésion
syphilitique du cerveau. Une tumeur (f) occupe
la colonne postéro-externe droite ; le volume de
cette colonne est trois fois plus grand qu'à l'état
normal, le septum postérieur médian est dévié à
gauche.

La tumeur a envahi la corne postérieure droite
et s'étend en arrière jusque dans la colonne latérale. Il y avait incoordination et perte partielle
de la sensibilité dans le bras droit.

Fig. 7. *Dégénérescence des cornes antérieures.* —
Coupe de la moelle épinière, région cervicale, chez
un malade souffrant d'atrophie musculaire progressive. La substance grise des cornes antérieures est
dégénérée et irrégulièrement transparente, les cellules nerveuses ont disparu (comparez avec les
fig. 9 et 10). Les colonnes latérales (tractus pyra-

midaux) sont aussi sclérosées. Les colonnes postérieures sont saines.

Fig. 8. *Myélite des cornes antérieures (paralysie infantile).* — Coupe de la moelle épinière au niveau
du renflement lombaire, dans un cas d'ancienne
paralysie infantile de la jambe gauche. Toute la
moitié gauche de la moelle est plus petite que la
droite. La corne gauche antérieure est ratatinée et
montre la trace d'inflammation ancienne. Le tissu
est dégénéré et translucent, contenant de gros
vaisseaux. Toutes les cellules nerveuses motrices,
si visibles au côté opposé, ont diparu.

Fig. 9. Corne antérieure normale dans la région
cervicale, montrant de nombreuses cellules ner·
veuses multipolaires.

Fig. 10. Corne antérieure, même position, dans
un cas d'atrophie musculaire progressive. Toutes
les cellules nerveuses ont disparu; de petits cor-
puscules ratatinés çà et là sont probablement leurs
restes. La matrice grise, au lieu d'être uniforme,
est irrégulière, translucente en certains endroits,
plus épaisse qu'à l'ordinaire en d'autres ; épaississement dû à la sclérose, surtout près du bord de la
corne.

APPENDICE.

LES SOI-DISANT RÉFLEXES TENDINEUX.

Depuis la publication de cette leçon en octobre 1879, les faits à l'appui de l'unité de la nature des soi-disant phénomène du genou et phénomène du pied se sont multipliés, et ces faits rendent probable que la théorie donnée plus haut quant à la nature de ce dernier est également applicable au premier. L'intervalle entre le coup sur le tendon rotulien et la contraction musculaire qui en est le résultat a été trouvé à peu près le même que l'intervalle entre le coup frappé sur le tendon d'Achille, ou entre le coup donné sur la partie antérieure de la jambe et les contractions auxquelles ces coups donnent naissance.

Dans mes propres évaluations, faites tout d'abord en 1878 (Médico-chirurgical Trans, 1879, p. 275) une erreur dans le mode d'observation me fit donner un intervalle trop long : les mesures furent prises au pied et sans aucun doute, le poids de la jambe, causant la perte de la contraction initiale sur l'élasticité du muscle fit retarder le mouvement du pied. Dans les mesures, avec lesquelles la contraction musculaire elle-même fut enregistrée l'intervalle fut trouvé de '04 sec. par Brissaud, de '03 — '04 sec. par Waller (qui a discuté les relations de ces phénomènes dans une excellente communication publiée dans « Brain » (juillet 1880), de '032 — '034 sec. par Tschirjew, de '039 sec. par Burckhardt. Ces intervalles sont à peu près les mêmes que ceux que j'ai obtenus dans mes mesures de la contraction par coup antérieur et dans celle qui suit le coup sur le tendon d'Achille, et qui sont confirmés par Waller.

J'ai trouvé, en provoquant le « phénomène du

genou » par une autre méthode, que l'intervalle est
encore plus court. Cette méthode a aussi une
importance pratique. Quand ce phénomène est en
excès, si le malade prend la position horizontale,
que le triceps crural soit dans le relâchement,
qu'un doigt soit posé juste au-dessus de la rotule
et pressant sur cet os de manière à tendre légèrement le triceps, si alors on percute ce doigt de haut
en bas, le triceps crural entre immédiatement en
contraction momentanée. J'ai trouvé que l'intervalle
entre le coup et la contraction ne dépasse le plus
souvent pas '025 sec.

ERB le fit voir le premier, en saisissant la rotule
et en l'abaissant (la jambe dans la position horizontale et dans le relâchement), qu'on peut souvent
obtenir un » clonus » dans le triceps crural, qui,
comme Waller l'a montré et comme je puis l'affirmer, a exactement la même durée que le clonus de
la cheville.

La théorie que ces phénomènes sont des actions
réflexes des tendons me semble entièrement inap-
propriée et erronnée. Comme il a été indiqué dans
ma leçon, la tension passive est essentielle pour
leur production. La tension agit sur le muscle
aussi bien que sur le tendon, et les contractions
peuvent être provoquées (comme pour la contraction qui suit le coup sur la partie antérieure de la
jambe) par des moyens qui n'exercent pas d'action
sur les tendons. De plus, ainsi que je l'ai démontré,
un coup frappé sur le tendon n'est effectif que
quand il augmente sa tension, et, de cette façon,
agit sur le muscle. La meilleure preuve de l'indé-
pendance de toute stimulation au tendon dans la
production de ce phénomène, se trouve dans l'expérience de Tschirjew, qui sectionna tous les nerfs du
tendon rotulien et trouva encore que le coup frappé
sur ce tendon provoquait la contraction des muscles tendus. Il semble donc net que le « stimulus »
prend son origine dans le muscle.

Mais contre la théorie que les contractions sont locales (ce que Westphal a toujours maintenu) s'élève, en apparence, le fait qu'elles sont arrêtées par tout ce qui arrête l'action réflexe — section des racines antérieures ou postérieures de la moelle, ou une lésion de la substance grise. La théorie, que l'action réflexe peut se produire en un temps aussi court que celui qu'on lui a attribué, n'est justifiée par aucun fait connu, et ne pourrait être admise si une autre explication n'était possible. Mais la théorie que nous donnons dans notre texte, théorie dont nous avons déjà fait mention dans les *Médico-chirurgical Trans.* 1879, *p.* 295, pour expliquer le phénomène du pied, — à savoir : que la tension excite par influence réflexe une irritabilité extrême à la stimulation locale — donne la raison de tous les faits accompagnant ces phénomènes, partout où ils se produisent, de leur relation avec la moelle épinière, et de leur mode de production.

La tension passive développe une impulsion afférente du côté des muscles (on peut s'en assurer en rendant soudain les gastrocnémiens tendus par une forte flexion passive du pied). Cette impulsion afférente agit de telle façon sur la substance grise de la moelle que la fibre du muscle passe en un état d'irritabilité extrême, état qui est probablement une légère contraction tonique' dans laquelle une forte contraction peut être nettement produite par une stimulation mécanique, comme des vibrations ou une augmentation subite de tension. La tension peut développer ainsi et l'irritabilité et la contraction actuelle comme dans la provocation du clonus; ou, si elle est plus faible, elle peut ne provoquer que de l'irritabilité (comme pour obtenir la contraction à la suite du coup sur la partie antérieure de la jambe).

L'impulsion afférente de certains muscles peut causer une contraction véritable de certains autres muscles; la chose est également vraie d'une impulsion afférente provenant d'un tendon (ex: si l'on pince le tendon d'Achille), mais alors l'action réflexe se produit plus tard que les contractions locales (j'ai trouvé l'intervalle trois fois plus grand) et est précisément semblable dans ses caractères et dans ses intervalles aux contractions provoquées par l'irritation de la peau.

Par conséquent, il est à désirer que l'on abandonne complètement le terme de « réflexe tendineux ».

D'après cette explication, les phénomènes dépendent de l'irritabilité du « réflexe musculaire » chose évidemment étrangère aux tendons. Si nous voulons les désigner par un mot général, il vaut mieux en employer un qui n'entraîne aucune théorie spéciale quant à leur nature. La seule condition qui leur soit commune à tous, c'est la tension passive essentielle à leur production, et peut-être le terme le mieux approprié serait-il celui de *contractions myotatiques*, de l'adjectif τατικος étendu.

Qu'il me soit permis, en concluant, d'insister de nouveau sur ce point, que l'explication de la nature réflexe musculaire de l'irritabilité, rend intelligible mieux qu'aucune autre théorie, le mode par lequel l'excès des contractions myotatiques, devient graduellement une condition spasmodique comme dans le cas de « sclérose latérale ».

Mars 1881.   W. R. G.

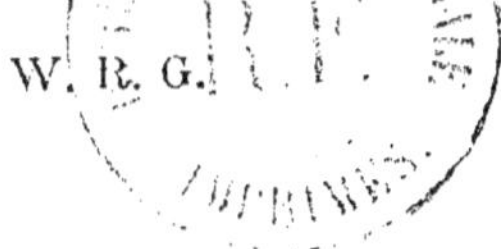

PARIS.— IMP. V. GOUPY ET JOURDAN, RUE DE RENNES 71

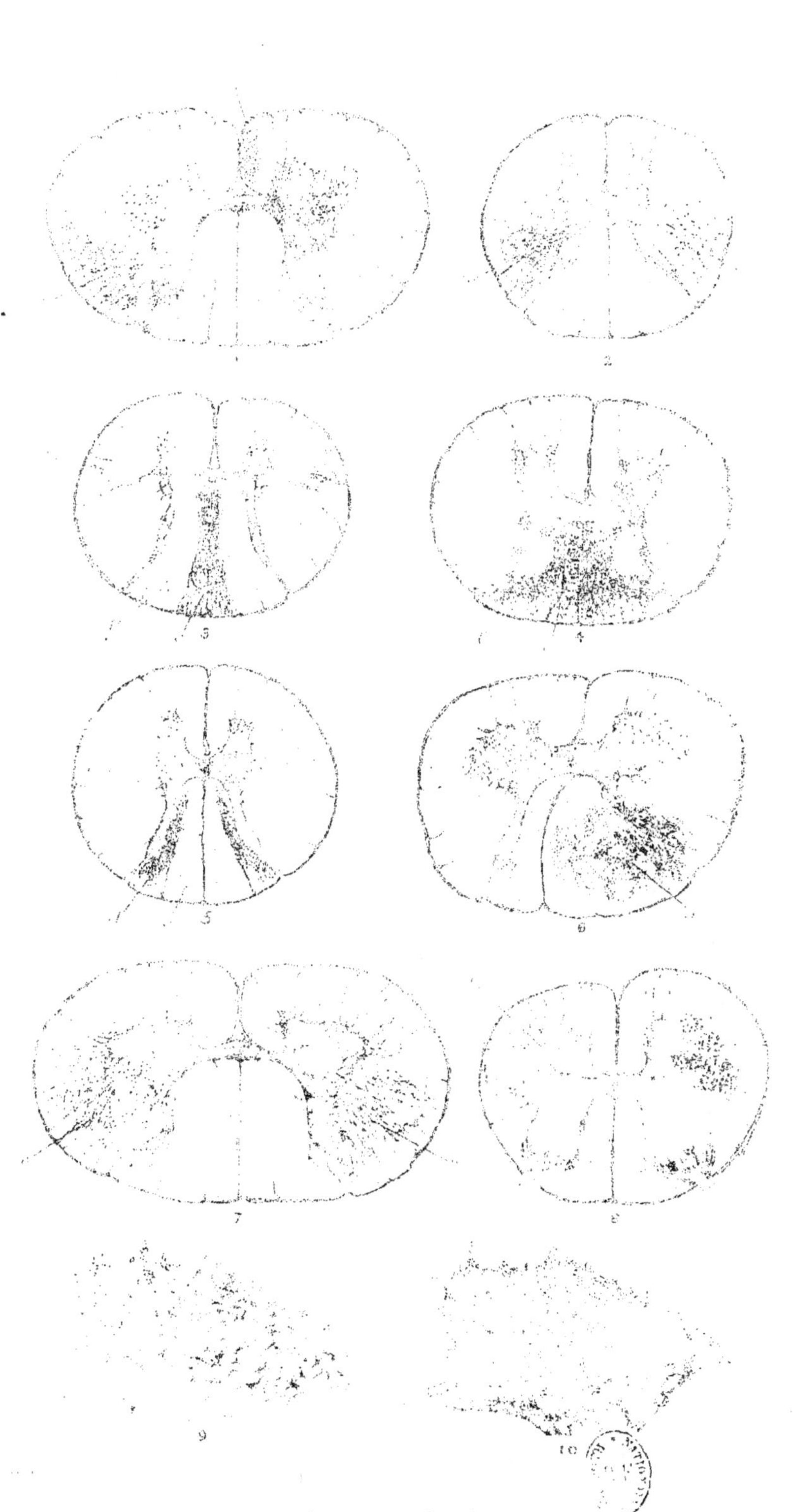

www.ingramcontent.com/pod-product-compliance
Lightning Source LLC
LaVergne TN
LVHW021726170726
843503LV00004B/1447